中藥鋪與廚房裡的
四季本草藥茶

清心
解鬱

潤肺
理氣

養肝
護胃

祛濕
降火

排毒
養顏

提神
醒腦

蔡　鳴◎編著

本書內容為作者多年來研究的精華彙集，其內容普遍適用於一般社會大眾；但由於個人體質多少有些互異，若在參閱、採用本書的建議後仍未能獲得改善或仍有所疑慮，建議您還是向專科醫師諮詢，才能為您的健康做好最佳的把關。

前言

　　如果可以讓喝水變得有趣，在喝水中保健養生，何樂而不為呢？我們可以用敷面膜的時間來泡一杯玫瑰三花茶，透過調理身體內部來去痘；也可以在倒白開水的時候，加幾朵菊花，既能防輻射，又能保護視力；我們還可喝杯杏仁奶茶，排毒美容的同時，潤肺止咳……

　　本書的茶療方，食材常見好找，菜市場就有，配方簡單，兩三味材料就能有功效。而且藥性平和，安全可靠，全家人都能喝。春夏秋冬都有好喝的保健茶：春季解毒喝板藍根、夏季消暑喝苦參、秋季潤燥喝蜂蜜、冬季驅寒首選黃耆和紅棗。四季茶不離手，讓你的杯子天天茶香撲鼻，營養又健康。

　　專業出身的作者處處貼心提醒，茶飲對應的病症和禁忌人群，日常茶飲的常見禁忌毫無保留地呈現給讀者。此書雖小，卻「五臟俱全」，每位讀者都可以根據自己的情況在書中找到最合適的健康茶飲。

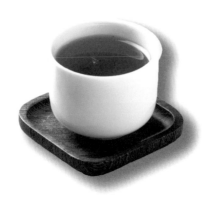

推薦序

　　藥茶是在茶葉中添加中藥或食物而做成，具一定保健治療的飲品。例如在綠茶、紅茶或烏龍茶中加大黃、生薑片、陳醋、何首烏、菊花、人參葉、鮮橄欖、紅花或其他中藥等，都有加成的效果。廣義的藥茶也包括完全不含茶葉，由中藥和食物經沖泡、煎煮、壓榨及蒸餾等方法製程之飲品。例如玫瑰花、菊花、枸杞子、桂圓、靈芝、陳皮、羅漢果、益母草、絞股藍、胖大海、黃耆、人參、決明子、當歸、紅棗、蓮子為常用中藥及桑椹、山楂、黑木耳、西瓜、胡蘿蔔、花生、紅糖、核桃、香蕉、蓮藕、洋蔥、芝麻、山藥等常用食材也都可相互搭配，做成各種不同口味之茶飲。近年來，民眾愈來愈重視養生，也重視生活中之情趣，因此，各種茶飲因特殊之口味、色澤及保健功效等而獲得一般民眾喜愛，甚至老少咸宜。

　　《中藥鋪與廚房裡的四季本草藥茶》一書介紹一般民眾養生茶方、女性的美麗茶方、上班族的元氣茶方、老年人的保健茶方，也介紹最適合女性飲用之 20 款草飲本草，供女性朋友選用。

　　本書也特別針對有現代人常見之三高（高血壓、高血糖及高血脂）困擾之民眾，介紹了適合三高之各種茶飲，例如：降血壓之槐花茶、月季花茶、玉米鬚冰糖茶，降血糖之赤小豆冬瓜茶、石斛茶、赤小豆洋參消渴茶等，降血脂之金橘茶、苦蕎茶、槐花山楂茶、菊花決明山楂茶及山楂陳皮消脂茶等。透過日常之茶飲，減輕西藥之依賴性，而達到養生保健之目的。本書配合精美之彩色圖片，將各茶飲之原料、製法、飲法及功效，都有詳細說明，在書末也將日常使用茶飲禁忌，以平實的口氣加以介紹，供民眾參考。也附上書中各藥茶適應症、常用食材及中藥藥材之檢索，供讀者檢索參考。

　　閱讀全書初稿後，發現本書圖文並茂、內容豐富、印刷精美，以個人過去擔任中國醫藥大學附設醫院中藥局主任近十餘年，也擔任學校中藥研究所所長多年，近三十餘年之中藥教學研究及臨床經驗，本書確為一本通俗、極有實用價值之中藥保健茶方，本書選用通俗之食材及中藥，為全家大小提供一年四季冷熱皆宜之保健茶飲，特別加以推薦介紹，與大家分享。

中國醫藥大學
中國藥學暨中藥資源學系教授
公共事務處處長
附設醫院中藥局顧問

張永勳

目 錄

Part 1
五大養生茶方
清熱、暖胃、消脂、消滯、寧神　　　15

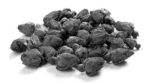

Part 2
女性的美麗茶方
瘦身、排毒、美白、潤膚、補血、靜心　29

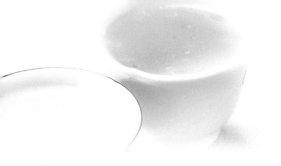
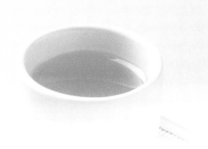

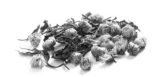
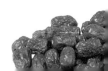

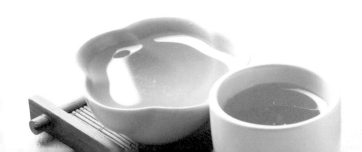
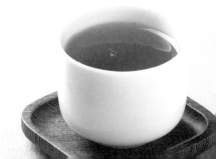

Part 7 茶館藥舖裡的私藏特效茶方
靈芝、陳皮、人參、黃耆、絞股藍　115

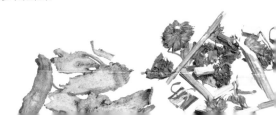

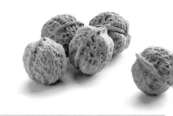

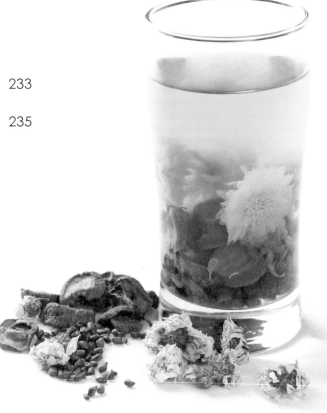

最適合女性的 20 款茶飲本草

柏子仁

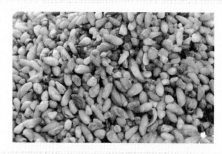

性平，味甘，具有養心安神、滋腎益陰、潤腸通便等功效。

→ 茯苓柏子仁茶（P. 71）
→ 雙花柏子仁茶（P. 118）

枸杞子

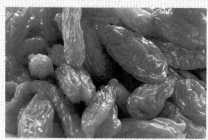

性平，味甘，具有滋腎、潤肺、補肝、明目等功效。

→ 菊花枸杞子茶（P. 53）
→ 枸杞子糖茶（P. 125）

益母草

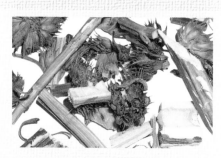

性涼，味辛、苦，具有活血、化淤、調經、消水的功效。

→ 山楂益母草茶（P. 139）
→ 人參益母草茶（P. 139）

阿膠

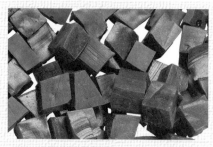

性平，味甘，具有補血滋陰、潤燥、止血及安胎等功效。

→ 阿膠蔥蜜茶（P. 59）
→ 二膠黃連茶（P. 44）

當歸

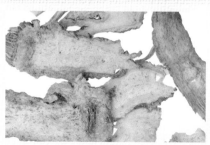

性溫，味甘、辛。既能補血，又活血，為治血病的要藥。

→ 當歸補血茶（P. 157）
→ 參耆歸圓茶（P. 43）

杏仁

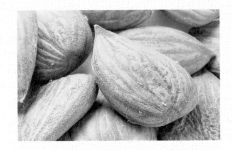

性苦，微溫，具有止咳平喘，潤腸通便的功效。

→ 杏仁奶茶（P. 34）
→ 桑菊杏仁茶（P. 111）

紅棗

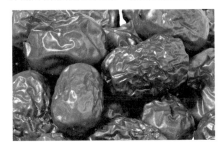

性平，味甘，具有補中益氣、養胃健脾、養血壯神等功效。

→ 紅棗花生茶（P. 161）
→ 紅棗養血茶（P. 20）

桃花

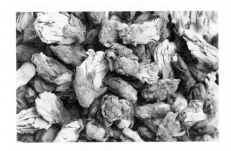

性平，味苦，具有瀉下通便，利水消腫的功效。

→ 桃花茶（P. 59）
→ 玫瑰茄桃花茶（P. 37）

菊花

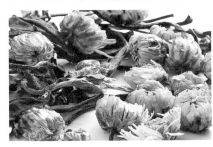

性微寒，味甘、苦，具有散風清熱、平肝明目的功效。

→ 菊花苦丁茶（P. 121）
→ 菊花龍井茶（P. 19）

玫瑰花

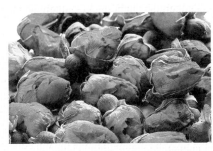

性溫，味甘、微苦，具有利氣、行血，治風痺，散疲止痛的功效。

→ 雙花黃連茶（P. 117）
→ 玫瑰三花茶（P. 119）

紅花

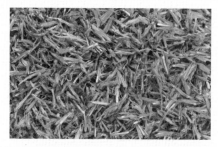

性溫，味辛，具有活血通經、散淤止痛的功效。

→ 紅花陳皮茶（P. 137）
→ 紅花山楂茶（P. 188）

核桃

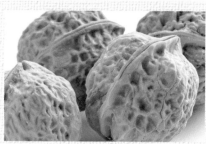

性溫，味甘，具有補腎固精、溫肺定喘、潤腸等功效。

→ 核桃牛奶茶（P. 170）
→ 核桃仁糖茶（P. 171）

桂圓

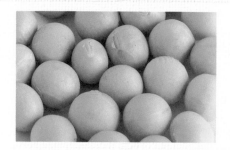

性平，味甘，具有開胃益脾、養血安神、壯陽益氣、補虛長智等功效。

→ 桂圓紅棗茶（P. 160）

芝麻

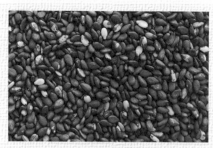

性平，味甘，具有滋養肝腎、潤燥滑腸的功效。

→ 芝麻杏仁茶（P. 196）
→ 桑麻葵子茶（P. 80）

山藥

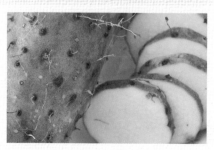

性平，味甘，具有健脾補肺、固精益腎、補肺止咳等功效。

→ 山藥黃連茶（P. 197）
→ 山藥茶（P. 197）

荷葉

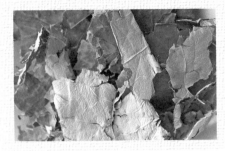

性平,味苦,其氣清芳香,善清夏季之暑熱。具有清暑利濕、昇陽止血的功效。

→ 荷葉茶(P. 207)

合歡花

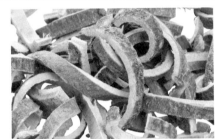

性甘,微苦,具有較好的強身、鎮靜、安神、美容的作用,可治療神經衰弱。也可養顏、去斑、解酒。

→ 合歡花茶(P. 27)
→ 蓮子合歡花茶(P. 181)

陳皮

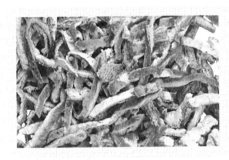

性溫,味辛、苦,具有行氣健脾、降逆止嘔、調中開胃、燥濕化痰的功效。

→ 陳皮茴香茶(P. 135)
→ 丁香陳皮茶(P. 135)

女貞子

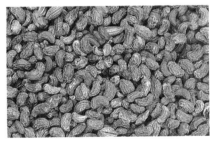

性平,味苦、甘,具有補肝腎、強腰膝、清熱、明目的功效。

→ 枸杞子女貞茶(P. 127)
→ 二至茶(P. 41)

石斛

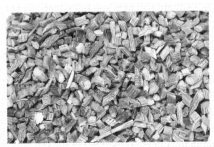

性寒,味甘、淡、微鹹,具有生津益胃、清熱養陰的功效。

→ 西洋參石斛茶(P. 110)

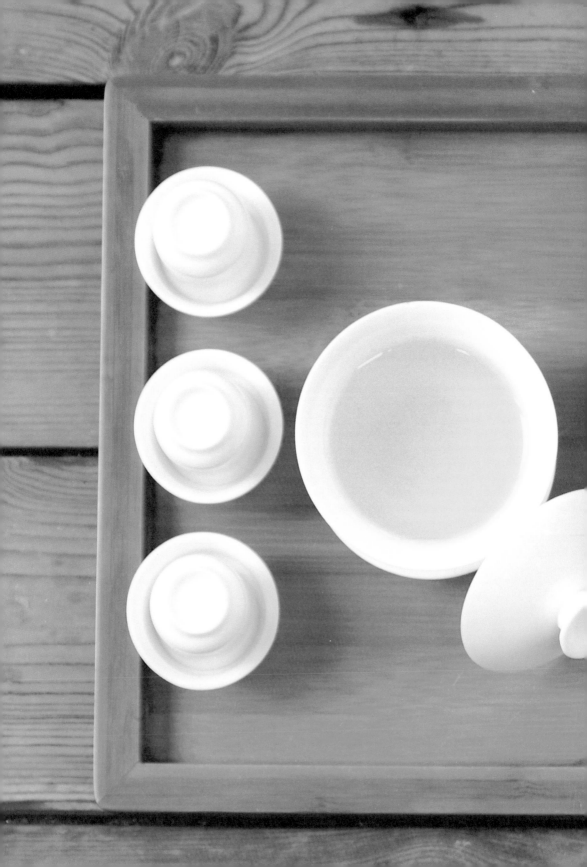

Part 1

五大養生茶方

清熱、暖胃、消脂、消滯、寧神

綠茶清熱

綠茶性寒，「寒可清熱」，最能去火，生津止渴，消食化痰，對口腔和輕度胃潰瘍有加速癒合的作用。

大黃綠茶

原料：綠茶 6 克、大黃 2 克。

製法：❶ 將綠茶、大黃放入茶壺中；
❷ 加入沸水沖泡，蓋上茶壺蓋稍燜即成。

飲法：每日 1 劑，分 2~3 次飲服。

功效：清熱瀉火，通便排毒。

禁忌：血虛氣弱，脾胃虛寒，無實熱、積滯、淤結以及胎前、產後，均應慎服。

大黃可消積去脂，
但不宜多飲。

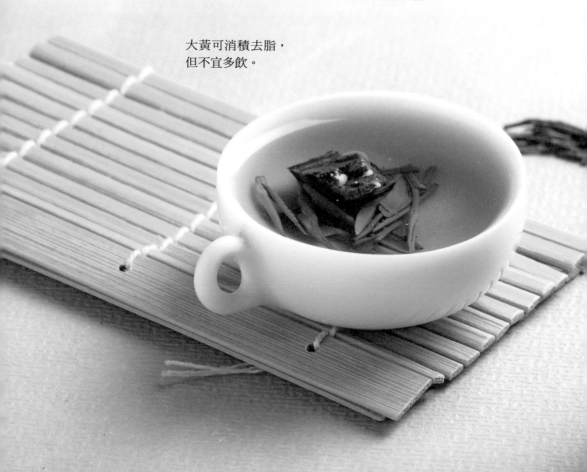

陳醋開胃茶

原料：陳醋適量、綠茶 3 克。

製法：❶ 將茶葉放入茶壺中，用沸水
沖泡開；❷ 取汁加入質地上乘
的陳醋，攪勻。

飲法：一般多在飯前飲用。

功效：開胃消食，清利頭目，活血止
痛，預防感冒。

禁忌：胃酸過多者不宜飲用。

鮮薑茶

原料：鮮生薑 2 片、綠茶 6
克、精鹽 4 克。

製法：將上三味煎湯加水熬至
500 克待用。

飲法：分次飲服。

功效：清頭目，除口渴，化痰
利水。

對症：適用於糖尿病口渴多
飲、煩躁、尿多之症。

禁忌：陰虛內熱者忌服。

茶飲中含有薑，此茶不
宜晚上飲用。

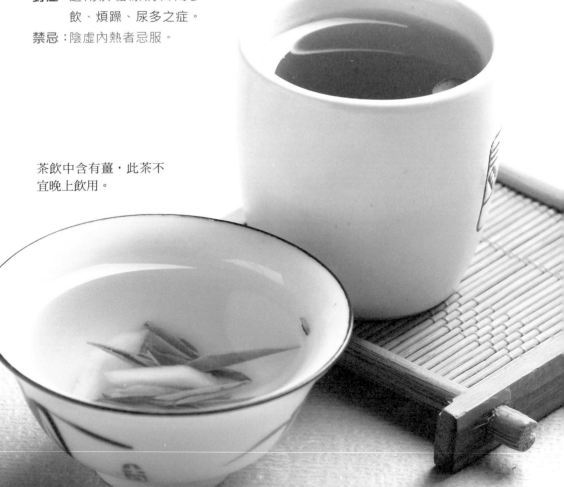

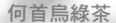

何首烏綠茶

原料：何首烏 30 克、綠茶 3 克。

製法：❶ 將何首烏洗淨，切片，晒乾或烘乾，研成粗末，放入綿紙袋中，封口掛線；❷ 與綠茶一起放入茶壺中，用沸水沖泡，加蓋燜 15 分鐘即可。

飲法：代茶飲服，一般可連續沖泡 3~5 次。

功效：清熱解毒，滋陰益腎，養血降脂。

對症：適用於高血脂。

禁忌：大便溏瀉及濕痰較重者不宜服。

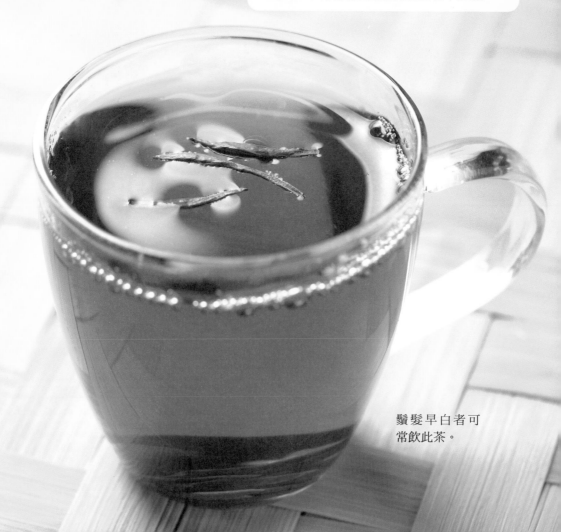

鬚髮早白者可常飲此茶。

菊花龍井茶

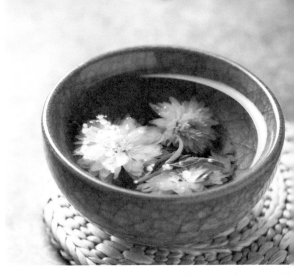

原料：菊花 10 克、龍井茶 3 克。

製法：❶ 將菊花、龍井茶放入茶壺中；
❷ 加入沸水沖泡，加蓋燜 10 分
鐘。

飲法：代茶飲用，每日 1 劑。

功效：疏散風熱，清肝明目。

對症：適用於早期高血壓病等。

禁忌：氣虛胃寒，食少泄瀉之病，宜少用之。

人參葉綠茶

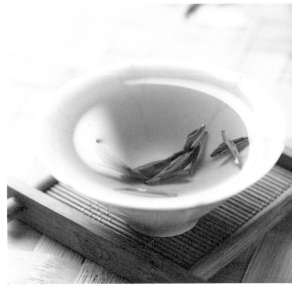

原料：人參葉（乾品）2 克、綠茶 3 克。

製法：❶ 將人參葉、綠茶揀雜後，晒乾或
烘乾，共研成細末，一分為二，裝
入綿紙袋中，封口掛線，備用；❷
每次取 1 袋，放入茶壺中，用沸水
沖泡，加蓋燜 15 分鐘即可。

飲法：每日 2 次，代茶飲用，一般每袋可
連續沖泡 3~5 次。

功效：益氣通脈，化痰洩濁，活血降脂。

對症：適用於高血脂。

橄欖茶

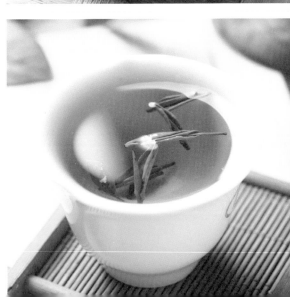

原料：鮮橄欖 3 個、綠茶適量。

製法：❶ 鮮橄欖洗淨，用刀割紋，加水
200 克，煎 5 分鐘；❷ 於茶杯中加
入綠茶，用橄欖汁泡 5 分鐘。

飲法：代茶飲用。

功效：清熱解毒，生津利腸。

對症：適用於便祕等。

禁忌：胃酸過多者不宜服用。

紅茶暖胃

紅茶甘溫，可養人體陽氣；紅茶含有豐富的蛋白質和糖，生熱暖腹，增強人體的抗寒能力，還可助消化，去油膩。

紅棗養血茶

原料：紅棗 10 枚、紅茶 5 克、白糖 10 克。

製法：❶ 將紅棗揀去雜質，洗淨後放入砂鍋內；❷ 注適量水，加入白糖，煎煮至紅棗爛熟；❸ 再將紅茶用沸水沖泡加蓋燜 5 分鐘；❹ 取茶湯倒入棗湯內均勻攪拌即可。

飲法：代茶飲用，每日 1 劑。

功效：養血補精，健脾和胃，抗骨質疏鬆。

禁忌：凡有濕痰、積滯、齒病、蟲病者，均不宜飲用。

女性常飲此茶可補血養顏。

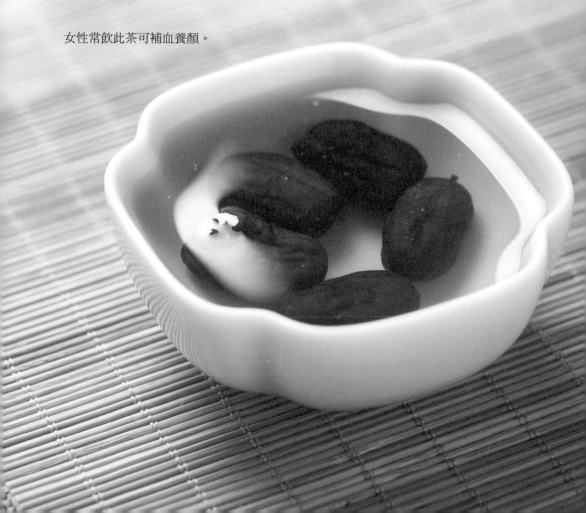

蠶豆殼茶

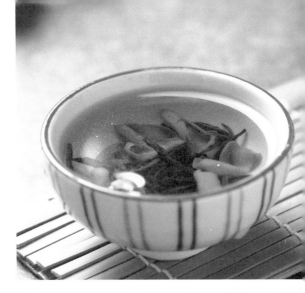

原料：蠶豆殼 15 克、紅茶 3 克。
製法：❶ 將蠶豆殼、紅茶放入茶壺中；
　　　　❷ 用沸水沖泡即成。
飲法：代茶飲用。
功效：清熱利濕，減肥消脂。
對症：適用於脂肪肝、高血脂等。

桂花茶

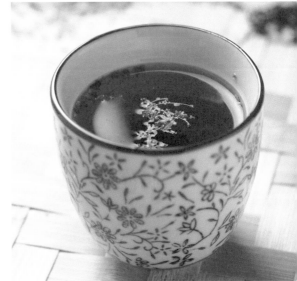

原料：鮮桂花 5 克、紅茶 3 克、白糖適量。
製法：❶ 將鮮桂花洗淨，與茶葉一起放入
　　　　茶壺中；
　　　　❷ 用沸水沖泡，可加入少量白糖。
飲法：不拘時溫飲。
功效：開胃消食，理氣止痛，溫中化痰。
禁忌：胃火熾盛者不宜。

牛奶紅茶

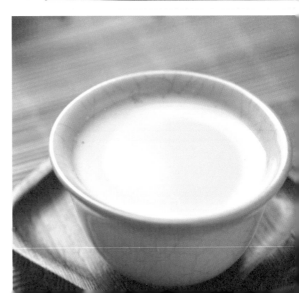

原料：鮮牛奶 100 克、紅茶適量、精鹽適量。
製法：❶ 將紅茶用水煎汁，去除茶渣；
　　　　❷ 再將牛奶煮沸，與濃茶汁混合；
　　　　❸ 加入少許精鹽，攪勻即成。
飲法：每日清晨空腹飲用。
功效：滋養氣血，補充鈣質，抗骨質疏鬆。
禁忌：對牛奶過敏者不宜服用。

烏龍茶消脂

烏龍茶屬半發酵茶，介於綠、紅茶之間，既有綠茶的清香和天然花香，又有紅茶醇厚的滋味，不寒不熱，溫熱適中，有減肥、潤膚、潤喉、生津、清除體內積熱，讓機體適應自然環境變化的作用。

松針烏龍茶

原料：何首烏 15 克、松針 30 克、烏龍茶 5 克。

製法：❶ 將首烏、松針用水煮沸 20 分鐘左右；❷ 去渣以沸燙藥汁沖泡烏龍茶 5 分鐘即可。

飲法：代茶飲用，每日 1 劑。

功效：補精益血，扶正祛邪，抗骨質疏鬆。

禁忌：大便溏洩及濕痰較重者不宜飲用。

松針是油性植物，容易沾染污垢，一定要清洗乾淨。

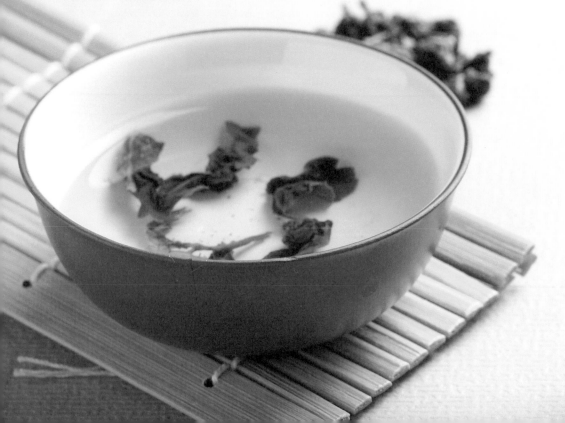

澤瀉烏龍茶

原料：澤瀉 15 克、烏龍茶 3 克。

製法：❶ 將澤瀉加水煮沸 20 分鐘；
　　　　❷ 取藥汁沖泡烏龍茶即成。

飲法：一般可沖泡 3~5 次。每日 1
　　　　劑。

功效：護肝消脂，利濕減肥。

對症：適用於脂肪肝。

禁忌：腎虛精滑者忌服。

陳皮山楂烏龍茶

原料：陳皮 10 克、山楂 20 克、
　　　　烏龍茶 5 克。

製法：❶ 將陳皮、山楂洗淨，一
　　　　起入砂鍋；❷ 加適量水，
　　　　煎煮 30 分鐘；❸ 去渣後，
　　　　取汁沖泡烏龍茶，加蓋燜
　　　　10 分鐘後即可。

飲法：代茶飲用。

功效：化痰降脂，降壓減肥。

對症：適用於高血壓病、高血脂
　　　　等病症。

禁忌：脾胃虛弱者慎服。

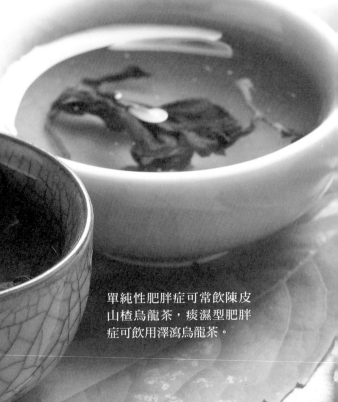

單純性肥胖症可常飲陳皮
山楂烏龍茶，痰濕型肥胖
症可飲用澤瀉烏龍茶。

普洱茶消滯

普洱茶是在長期溫熱的條件下生產的，不僅味道與其他的茶不同，其中的多酚類物質其氧化程度也較高，能產生大量氧化產物，發揮健胃消滯之效。

黃耆鬱金靈芝茶

原料：黃耆 30 克、靈芝 15 克、茯苓 15 克、鬱金 10 克、普洱茶 6 克。

製法：❶ 將黃耆、靈芝、茯苓、鬱金用水煎；
❷ 取汁，煮沸後浸泡茶葉。

飲法：代茶飲用。

功效：保肝降脂。

對症：適用於脂肪肝等。

禁忌：陰虛失血及無氣滯血淤者忌服，孕婦慎服。

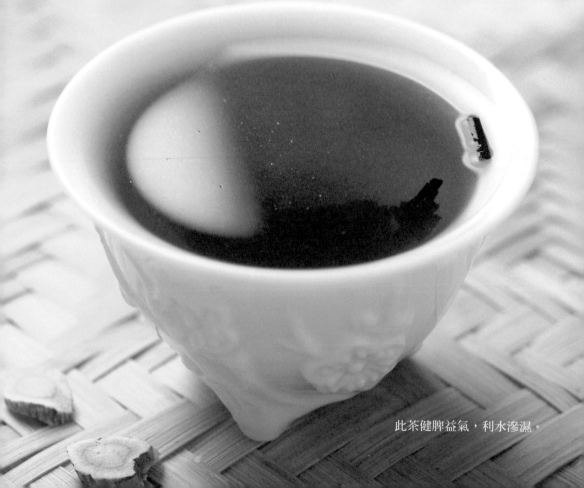

此茶健脾益氣，利水滲濕。

陳葫蘆茶

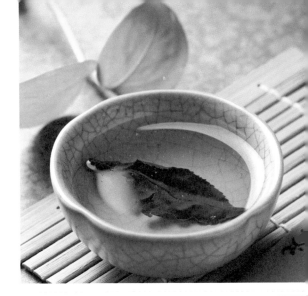

原料：陳葫蘆 15 克、普洱茶 3 克。

製法：❶ 將陳葫蘆製成粗末，與普洱茶一
　　　　起入杯內；❷ 用沸水沖泡即成。

飲法：代茶飲用，宜常服。

功效：利水，降脂。

對症：適用於脂肪肝。

橘皮茶

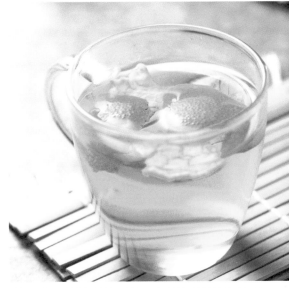

原料：橘皮 15 克、普洱茶 3 克、白糖 10 克。

製法：❶ 取杯放入普洱茶，用開水泡開，
　　　　然後過濾；❷ 另取杯，將橘皮撕
　　　　成小塊放入茶壺中，用開水沖泡，
　　　　然後將杯子蓋緊，使味進入水中；
　　　　❸ 橘皮液過濾，加白糖，與茶水混
　　　　合，冷卻後放入冰箱內即成。

飲法：早晚分飲。

功效：順氣健胃。

對症：適用於脂肪肝等。

禁忌：氣虛及陰虛燥咳者忌食。吐血病患
　　　　者慎服。

陳葫蘆玉米鬚茶

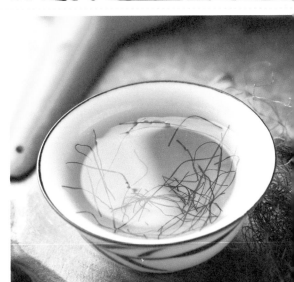

原料：陳葫蘆 15 克、玉米鬚 30 克、普洱
　　　　茶 3 克。

製法：❶ 將陳葫蘆研為碎末，與玉米鬚、
　　　　茶葉混合，放入茶壺中；❷ 以沸水
　　　　沖泡，加蓋燜 10 分鐘即成。

飲法：代茶飲用，可連續沖泡 3~5 次。

功效：利水減肥，去脂消腫。

對症：適用於高血脂。

花茶寧神

花茶甘涼而兼芳香辛散之氣，有利於散發積聚在人體內的寒邪、促進體內陽氣生髮，令人神清氣爽。

荔枝茶

原料：荔枝乾 15 克。

製法：❶ 將荔枝乾去殼，放入茶壺中；
❷ 加沸水浸泡 10 分鐘即成。

飲法：代茶飲服。

功效：止口渴，美容顏。

禁忌：痛風、糖尿病患者不宜多用。

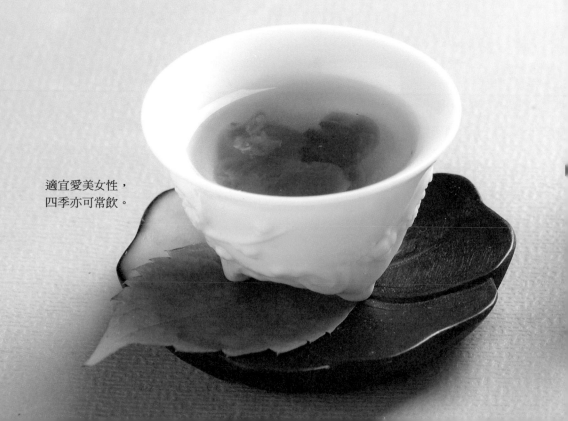

適宜愛美女性，
四季亦可常飲。

合歡花茶

原料：合歡花 15 克。

製法：❶ 將合歡花放入茶壺中；
❷ 用沸水沖泡，加蓋燜
10 分鐘。

飲法：代茶飲用。

功效：解鬱理氣，活血安神。

對症：適用於失眠症等。

百合花茶

原料：百合花 6 克。

製法：❶ 將百合花放入茶壺中；
❷ 加沸水沖泡即成。

飲法：代茶飲用。

功效：潤肺止咳，清心安神。

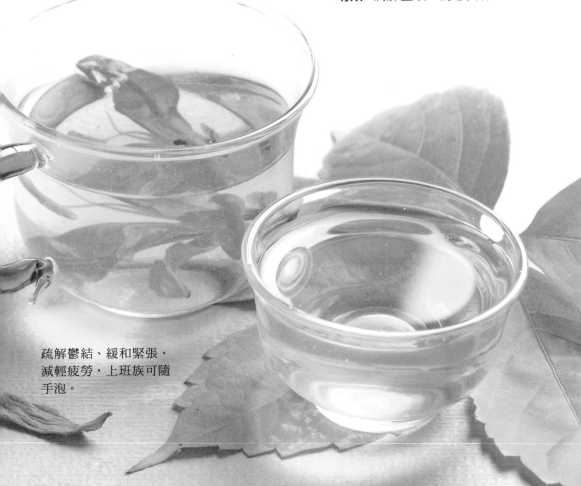

疏解鬱結、緩和緊張、
減輕疲勞，上班族可隨
手泡。

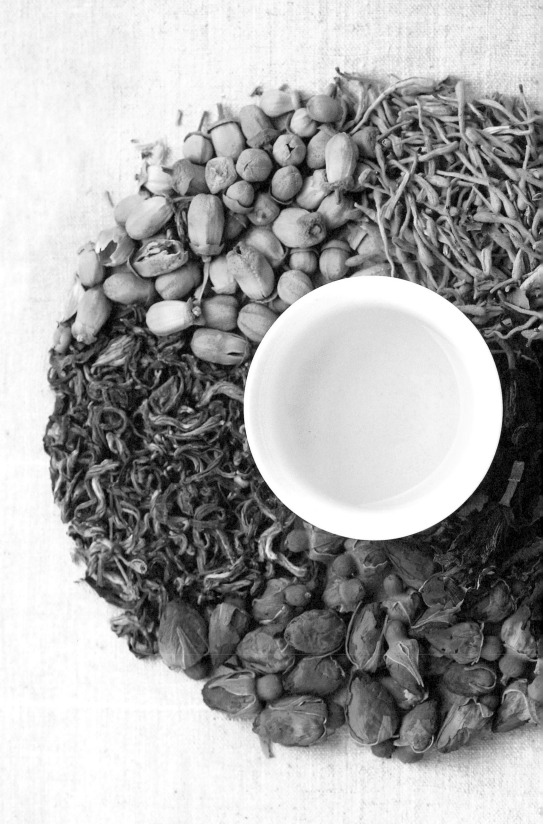

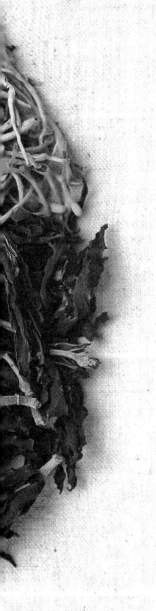

Part 2

女性的美麗茶方

瘦身、排毒、美白、潤膚、
補血、靜心

纖體瘦身

茶有強力消化作用，分解脂肪及去除脂肪的功能明顯，既可防止肥胖又能長期飲用，對於那些喜食肉食又想保持身材的人，是不可或缺的日常飲品。

薑黃陳皮綠茶

原料：薑黃 10 克、陳皮 10 克、綠茶 3 克。

製法：❶ 將薑黃、陳皮洗淨，與綠茶一起放入茶壺中；❷ 用沸水沖泡，加蓋燜 15 分鐘即可。

飲法：代茶飲用。

功效：活血行氣，散淤降脂。

禁忌：血虛而無氣滯血淤者忌服。

通常可連續沖泡 3~5 次。

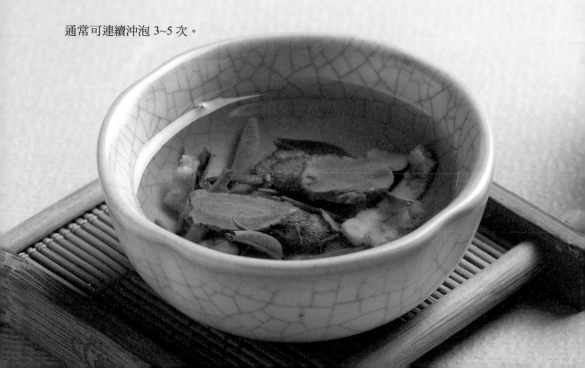

牡丹皮山楂麥冬茶

原料：牡丹皮 3 克、山楂 10 克、麥
冬 5 克。

製法：❶ 將牡丹皮與山楂片、麥冬
共放大茶杯內；❷ 用沸水浸
泡，燜 30 分鐘即成。

飲法：代茶飲用。

功效：消脂化淤，養陰扶正。

禁忌：血虛有寒，孕婦及月經過多者
慎服。

玉米鬚茶

原料：玉米鬚 50 克（鮮品 100
克）。

製法：❶ 將玉米鬚洗淨，切成
幾段，放入紗布袋中，
紮口，入砂鍋；❷ 加清
水 600 毫升，用小火煎成
300 毫升。

飲法：代茶飲用，每日 1 劑。

功效：益氣扶正，消脂減肥

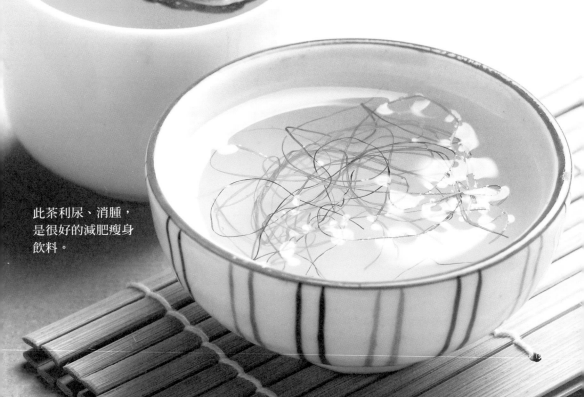

此茶利尿、消腫，
是很好的減肥瘦身
飲料。

紅花茶

原料：紅花 5 克、綠茶 5 克。

製法：❶ 將綠茶和紅花放入茶壺中；❷ 用沸水沖
泡，加蓋燜 10 分鐘即成。

飲法：代茶飲用，每日 1 劑，一般可沖泡 3~5 次。

功效：降低血脂，活血化淤。

禁忌：孕婦慎服。

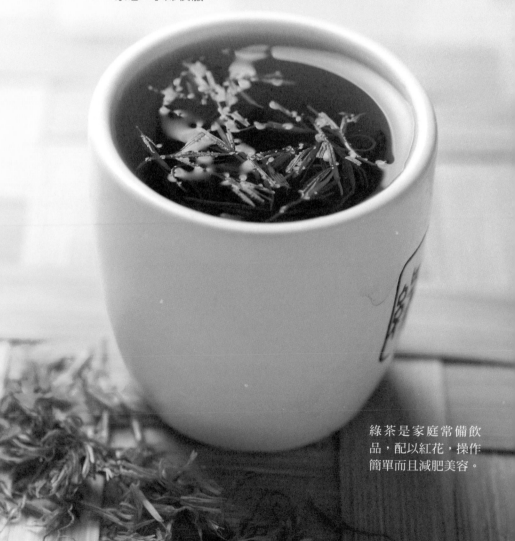

綠茶是家庭常備飲
品，配以紅花，操作
簡單而且減肥美容。

山楂減肥茶

原料：山楂 30 克、乾荷葉 60 克、生薏仁 10 克、陳皮 5 克。

製法：❶ 將洗淨的乾荷葉、山楂、生薏仁、陳皮研成細末，再放入茶壺中；❷ 用沸水沖泡，加蓋燜 20 分鐘即可。

飲法：早晚分飲。

功效：健脾消食，活血化淤，降脂減肥。

對症：適用於高血脂、冠心病患者。

禁忌：脾弱便難及孕婦慎服。

健身降脂茶

原料：綠茶 10 克、何首烏 10 克、澤瀉 10 克、丹參 10 克。

製法：❶ 將綠茶、何首烏、澤瀉、丹參一起放入鍋中；❷ 加水煎湯，去渣取汁即可。

飲法：代茶飲用，每日 1 劑。

功效：活血利濕，降脂減肥。

禁忌：腎虛滑精者忌服。

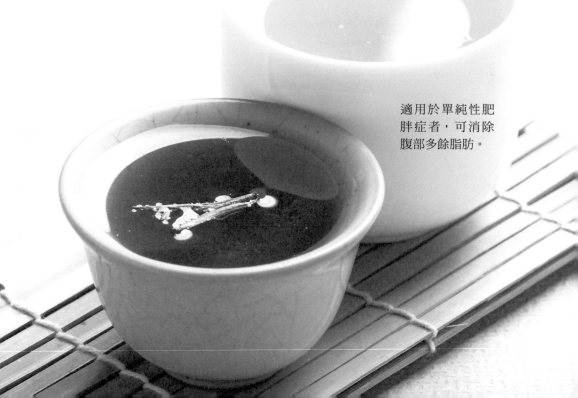

適用於單純性肥胖症者，可消除腹部多餘脂肪。

排毒養顏

茶葉含有豐富的礦物質，可補充人體所不足的鹼性礦物質，還能降低血液酸性值，預防血液酸性中毒。若長期適量飲用，可促進血液循環、平衡人體的各項機能。

杏仁奶茶

原料：杏仁 20 克、白糖 20 克、牛奶 100 克。

製法：❶ 將杏仁去皮，磨細過濾；❷ 加入白糖和適量的水，煮沸後加入牛奶即成。

飲法：代茶飲用。

功效：潤肺止咳，潤腸通便。

禁忌：陰虛咳嗽及瀉痢便溏者忌服。

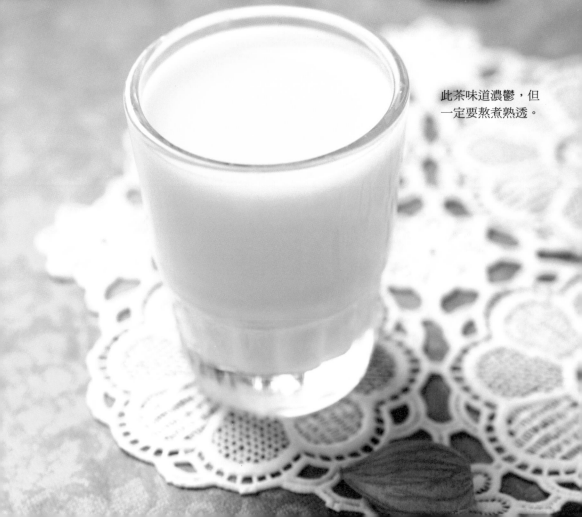

此茶味道濃鬱，但一定要熬煮熟透。

麥冬茶

原料：麥冬 15~30 克。

製法：❶ 將麥冬放入茶壺中；

❷ 用沸水沖泡，加蓋稍燜即成。

飲法：代茶飲用。

功效：滋陰養肺，清心除煩，潤腸通便。

禁忌：脾胃虛寒者忌用。

丁香茉莉茶

原料：丁香 3 克、茉莉花 3 克、綠茶 3 克。

製法：❶ 將丁香、茉莉花和綠茶研細末，過篩，製成袋泡茶，或直接放入茶壺中；❷ 用沸水浸泡即成。

飲法：代茶飲用。

功效：理氣化濁，降低血脂。

禁忌：熱病及陰虛內熱者忌服。

如果不喜歡麥冬茶的味道，可加入適量冰糖或蜂蜜。

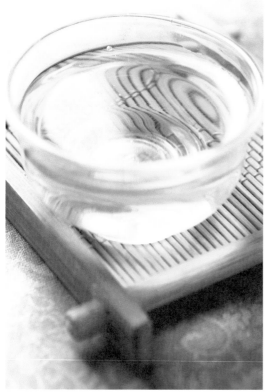

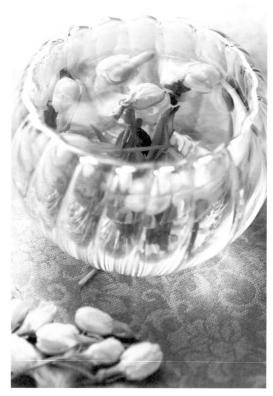

雪梨羅漢沙參飲

原料：雪梨 1 個、羅漢果半個、沙
　　　參 10 克。

製法：❶ 將雪梨洗淨切碎塊，與
　　　洗淨的羅漢果、沙參一起入
　　　鍋；❷ 加水適量，煎湯取
　　　汁。

飲法：每日 1 劑，分 2 次服用。

功效：潤膚養顏，潤腸排毒。

禁忌：風寒咳嗽及肺胃虛寒者忌服。

菠蘿汁

原料：菠蘿 400 克、蜂蜜 20 克、
　　　冰水 200 克。

製法：❶ 將菠蘿去皮、去心，切成
　　　塊狀；❷ 連同蜂蜜、冰水
　　　一起放入調理機中，搗碎成
　　　汁，倒入杯中即可。

飲法：日常飲服。

功效：補益脾胃、生津止渴、潤腸
　　　通便。

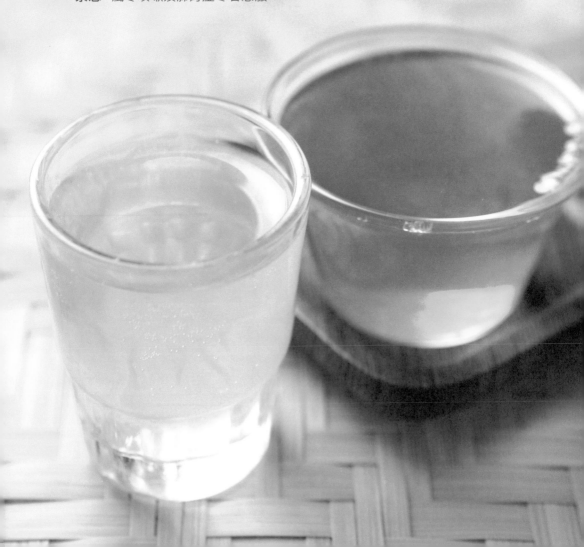

玫瑰茄桃花茶

原料:玫瑰茄 3 克、桃花 3 克。

製法:❶ 將玫瑰茄和桃花放入茶壺中;
❷ 用沸水沖泡即可。

飲法:代茶飲用。

功效:去斑除痘。

禁忌:脾虛泄瀉者忌服。

檸檬茶

原料:檸檬 200 克、白糖適量。

製法一:果皮及瓤可切開用開水泡,加入
白糖攪勻。

製法二:將檸檬榨汁,加糖,用開水沖泡。

飲法:代茶飲用。

功效:降脂抗凝,美白去斑。

對症:適用於防治心肌梗塞。

禁忌:胃和十二指腸潰瘍病人忌服。

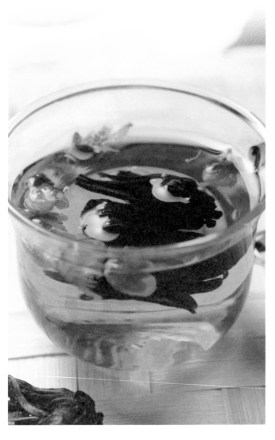

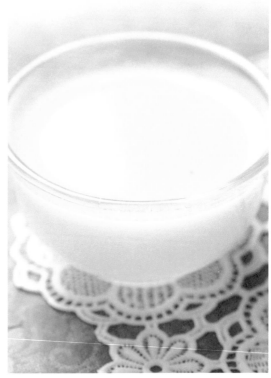

滋陰補血

陰虛、血虛時可以喝補陰類和補血類的保健茶，這類保健茶的功效以滋陰、養陰和補血為主。

參杞茶

原料：黨參 9 克、枸杞子 6 克。

製法：❶ 將黨參、枸杞子放入小鍋內；
❷ 倒入水，煮開即可。

飲法：代茶飲用，每日 1 劑。

功效：益氣，健脾，補血。

對症：適用於血虛勞損，頭暈乏力，耳鳴健忘，脾肺虛弱，氣短心悸，腰膝酸軟。

禁忌：有實邪者忌服。

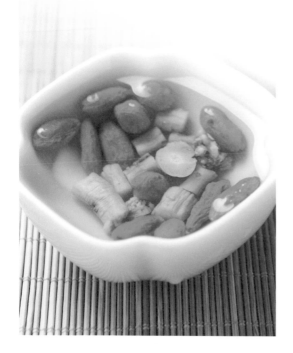

桂圓肉阿膠茶

原料：桂圓肉 15 克、阿膠 10 克、紅糖 20 克。

製法：❶ 將桂圓肉洗淨，備用；❷ 將阿膠洗淨，放入砂鍋，加適量水，中火煮沸；❸ 待阿膠完全烊化，放入桂圓肉及適量溫開水，繼續用小火煨煮 15 分鐘；❹ 調入紅糖，攪拌均勻，煮沸即成。

飲法：早晚分服。

功效：滋陰補血，養血健脾。

對症：適用於血虛萎黃，眩暈心悸，肌痿無力，心煩不眠，虛風內動，肺燥咳嗽，勞嗽咯血，吐血尿血，便血崩漏，妊娠胎漏。

禁忌：內有痰火及濕滯停飲者忌服。

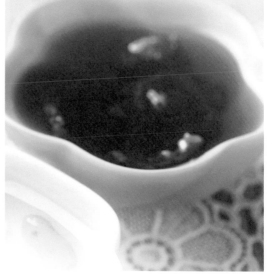

葡萄乾枸杞子茶

原料：葡萄乾 30 克、枸杞子 15 克。

製法：❶ 將葡萄乾、枸杞子分別揀去雜質，洗淨，晒乾或烘乾，一起放入茶壺中；❷ 用剛煮沸的水沖泡，加蓋燜 15 分鐘即成。

飲法：代茶飲用，可連續沖泡 3~5 次，最後將葡萄乾、枸杞子一道嚼食嚥下。

功效：滋養肝腎，養血補血。

對症：適用於貧血、氣血虛弱、肺虛咳嗽、心悸、盜汗等。

禁忌：凡外邪實熱、脾虛泄瀉者忌服。

阿膠茶

原料：驢皮膠 200 克、黃酒 100 克、冰糖適量。

製法：❶ 將驢皮膠置容器（如琺瑯鍋）中，加黃酒 100 克、冰糖及適量水泡一夜；❷ 邊加溫邊攪拌（目的在使其不黏底），使驢皮膠熔化，並煮沸；❸ 冷卻後置冰箱中備用；❹ 每服 1 調羹，沖入溫開水飲用。

飲法：晨服 1 次或早晚各 1 次。

功效：補血，止血，滋陰，潤肺。

禁忌：陽虛體質，虛寒病證，納食不佳，消化不良，舌苔厚膩等不宜服用。

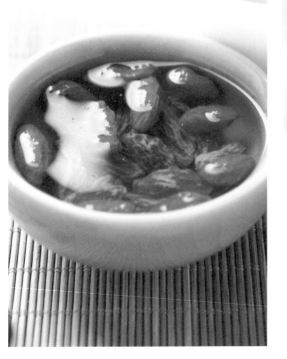

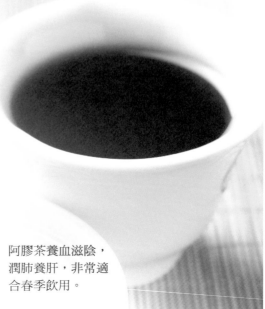

阿膠茶養血滋陰，潤肺養肝，非常適合春季飲用。

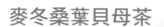

麥冬桑葉貝母茶

原料：麥冬 9 克、川貝母 9 克、霜桑葉 9 克。

製法：❶ 將川貝母搗爛，與麥冬、霜桑葉一起放入茶杯中；❷ 用沸水沖泡 20 分鐘。

飲法：代茶飲用。

功效：清肺化痰，養陰止咳。

禁忌：脾胃虛寒泄瀉者、風寒咳嗽者及有濕痰者忌服。

桑葉入藥分春桑葉和冬桑葉（霜桑葉），使用霜桑葉茶效最好。

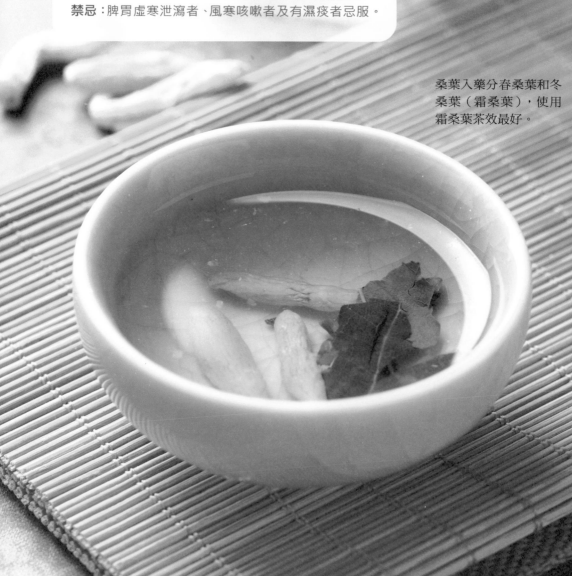

二至茶

原料：女貞子 10 克、墨旱蓮 10 克。

製法：將女貞子、墨旱蓮洗淨，放入茶壺中，用沸水沖泡 20 分鐘即可。

飲法：取汁加入少量白糖，代茶飲用。

功效：補益肝腎，滋陰止血。

禁忌：脾胃虛寒、大便溏瀉者不宜。

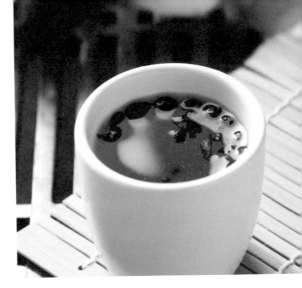

吉林參黑芝麻茶

原料：吉林參 5 克、黑芝麻 15 克、白糖 15 克。

製法：❶ 將黑芝麻搗爛，備用；❷ 吉林參入鍋煎煮 40 分鐘，去渣留汁；❸ 加入黑芝麻及白糖，煮沸即成。

飲法：早晚分服。

功效：益氣養陰，補血。

對症：適用於肝腎精血不足引起的身體虛弱、眩暈無力、鬚髮早白、腰膝酸軟、腸燥便祕、皮膚枯燥等。

禁忌：實證、熱證忌服。陰虛內熱和腹脹滿者不宜長期飲用。

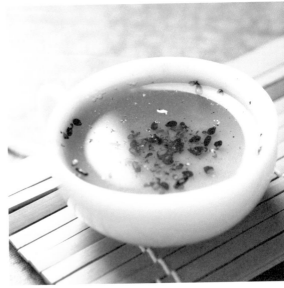

人參紅花紅棗茶

原料：人參 4 克、紅花 10 克、紅棗 10 枚、白糖適量。

製法：❶ 人參、紅花、紅棗洗淨，放入砂鍋中；❷ 加水煮湯，可加白糖調味。

飲法：代茶飲用。

功效：補氣活血。

禁忌：孕婦忌服。潰瘍病及出血性疾病患者慎用。

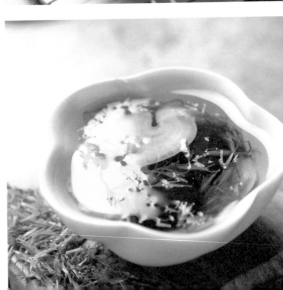

安神靜心

茶的味道清甜，茶色杏黃，是寧神止渴的最佳選擇。情緒低落或覺得沉燜時，不妨來杯茶。

五味子枸杞子茶

原料：五味子 5 克、枸杞子 5 克。

製法：❶ 將五味子、枸杞子一起放入茶壺中；**❷** 沸水沖泡後，加蓋燜 10 分鐘即成。

飲法：代茶飲用。

功效：滋補肝腎，寧心安神。

對症：適用於肝腎陰虛型失眠症。

禁忌：外有表邪，內有實熱，或咳嗽初起、痧疹初發者忌服。

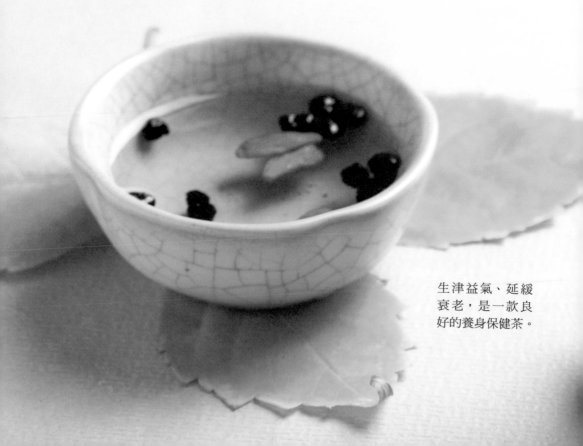

生津益氣、延緩衰老，是一款良好的養身保健茶。

參耆桂圓茶

原料：黨參 20 克、黃耆 30 克、
　　　白朮 12 克、桂圓 9 克。

製法：❶ 將 黨 參、 黃 耆、 白
　　　朮、桂圓洗淨，放入茶壺
　　　中；❷ 加沸水沖泡，蓋燜
　　　15~20 分鐘即可。

飲法：以上用量為 1 日量。分數
　　　次飲用。

功效：益氣健脾，寧心安神。

禁忌：凡痰濕較重、上腹有飽脹
　　　感、食慾不振者不宜飲用。

參耆歸圓茶

原料：黨參 9 克、黃耆 9 克、當
　　　歸 9 克、桂圓 9 克。

製法：❶ 將黨參、黃耆、當歸、
　　　桂圓洗淨，放入茶壺中；
　　　❷ 加沸水沖泡後即可。

飲法：代茶飲用。

功效：益氣養血，寧心安神。

禁忌：有實邪者忌服。

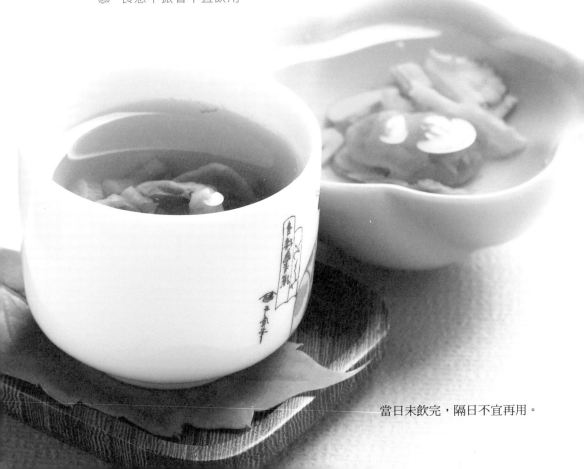

當日未飲完，隔日不宜再用。

菖蒲茶

原料：九節菖蒲 3 克、酸梅肉 5 枚、紅棗肉 5 枚、紅糖適量。

製法：❶ 將九節菖蒲、酸梅肉、紅棗肉放入砂鍋中；❷ 加水煎湯，去渣取汁，再加入紅糖。

飲法：代茶飲用。

功效：醒脾，寧心安神。

對症：適用於失眠症。

禁忌：有實邪者及胃酸過多者忌服。

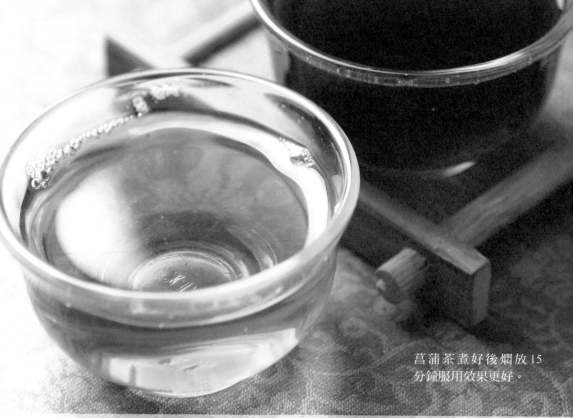

菖蒲茶煮好後燜放 15 分鐘服用效果更好。

二膠黃連茶

原料：阿膠 20 克、龜甲膠 15 克、黃連粉 3 克。

製法：❶ 將阿膠、龜甲膠一起入鍋中；❷ 加適量水，烊化後加入黃連粉，攪勻即成。

飲法：上、下午分服。

功效：滋陰清火，養血安神。

對症：適用於陰虛火旺型失眠症。

禁忌：凡陰虛煩熱，胃虛嘔惡，脾虛泄瀉，五更泄瀉慎服。

甘麥紅棗蜜茶

原料：浮小麥 30 克、紅棗 10 枚、炙甘草 3 克、蜂蜜 30 克。

製法：❶ 將浮小麥、紅棗、炙甘草一起入鍋中；❷ 加適量水，煎煮 2 次，每次 30 分鐘，合併煎液；❸ 待煎液轉溫後調入蜂蜜，攪勻即成。

飲法：上、下午分服。

功效：補益心脾，斂汗安神。

對症：適用於心脾兩虛型失眠症，對伴有自汗者尤為適宜。

禁忌：濕盛而胸腹脹滿及嘔吐者忌服。

竹茹麥棗茶

原料：竹茹 5 克、麥冬 10 克、小麥 30 克、紅棗 6 枚、甘草 2 克。

製法：❶ 將紅棗洗淨，去核切碎，與其他原料一起放入茶壺中；❷ 倒入沸水，加蓋燜 15 分鐘即成。

飲法：代茶飲用。

功效：清熱和胃，養陰補氣。

對症：適用於痰熱內擾型失眠症，對伴有心慌、盜汗者尤為適宜。

禁忌：胃寒、嘔吐及感寒挾食作吐者忌飲用。

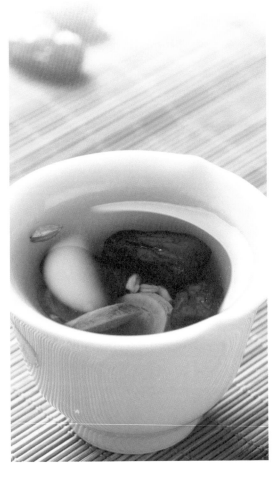

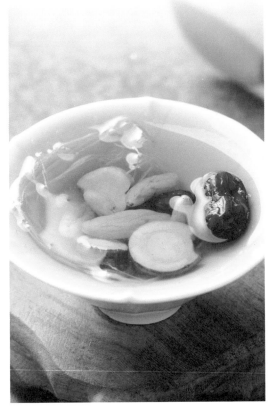

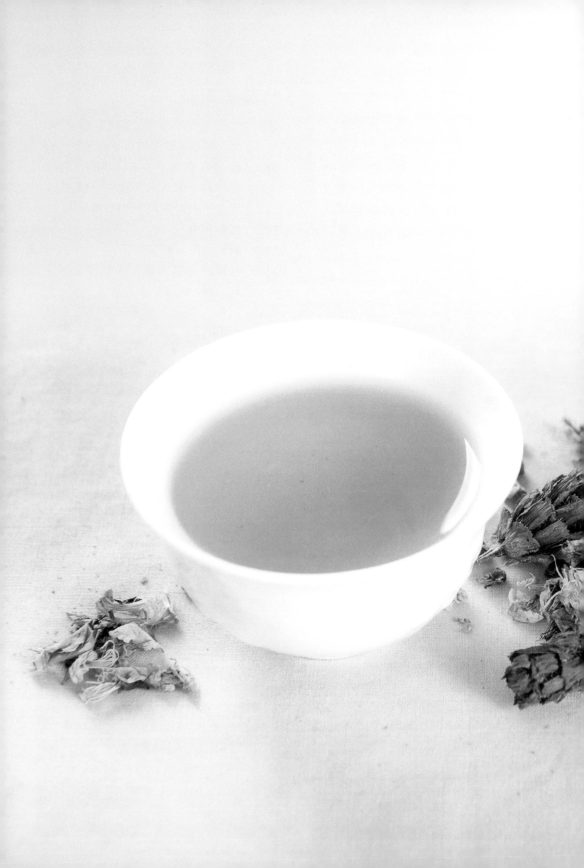

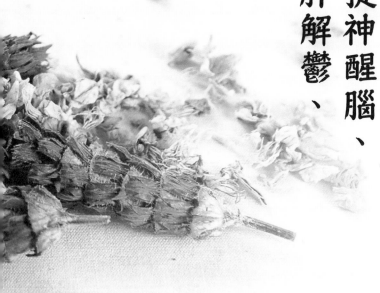

Part 3

上班族的元氣茶方

防電腦輻射、提神醒腦、
保護視力、疏肝解鬱、
潤腸通便

防電腦輻射

茶葉中含有的茶多酚具有一定的抗輻射作用，多飲茶有利於減輕外界對人體的損害。

每次不要將茶水飲盡，要留下 1／3，再續熱水可盡得菊花香韻。

杞菊茶

原料：枸杞子 20 克、菊花 6 克、決明子 20 克。

製法：❶ 將枸杞子、菊花、決明子一起放入茶壺中；❷ 加入沸水沖泡，加蓋燜 15 分鐘。

飲法：代茶飲用，一般沖泡 3~5 次，每日 1 劑。

功效：滋補肝腎，平肝明目。

對症：適用於肝腎陰虛、肝陽上亢之高血壓病。

禁忌：氣虛胃寒、食少泄瀉者宜少用之。

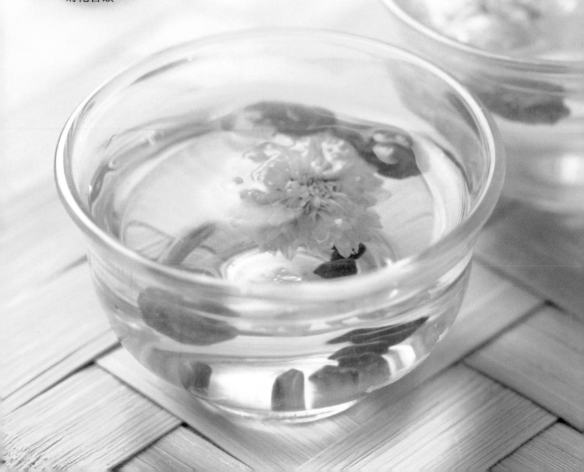

木瓜橘汁

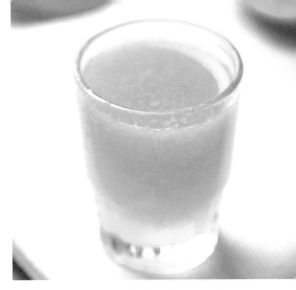

原料：木瓜 200 克、橘子 1 個、檸檬半個。

製法：❶ 將木瓜去皮去子，並用果汁機
攪汁；❷ 將檸檬、橘子分別絞汁；
❸ 將木瓜汁和檸檬、橘子汁混合，
攪勻。

飲法：日常飲用。

功效：抵抗輻射，保護皮膚。

禁忌：胃酸過多及痰多氣弱者不宜多食。

陳皮決明子茶

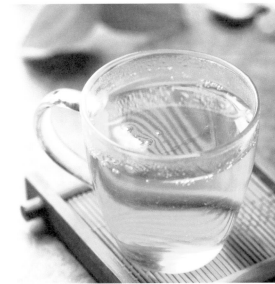

原料：陳皮 10 克、決明子 20 克。

製法：❶ 將陳皮揀去雜質，洗淨後晾乾或
烘乾，切碎，備用；❷ 將決明子洗
淨，敲碎，與切碎的陳皮一起放入
砂鍋；❸ 加水濃煎 2 次，每次 20
分鐘，過濾，合併 2 次濾汁，再用
小火煮至 300 克即成。

飲法：代茶飲用。

功效：燥濕化痰，清肝明目，防輻射。

對症：適用於脂肪肝。

禁忌：氣虛嚴重及便溏者忌服。

枸杞子紅茶

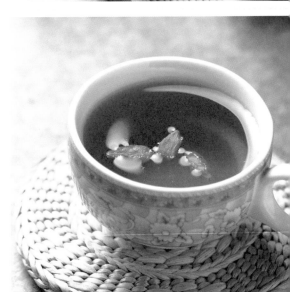

原料：枸杞子 60 克、紅茶 30 克。

製法：❶ 將枸杞子和紅茶研成細末，放入
鍋中；❷ 加水煎湯飲用。

飲法：每日 1 劑，分早中晚飲用。

功效：補肝明目，滋腎潤肺。

對症：適用於糖尿病、陽痿等。

禁忌：凡外邪實熱、脾虛泄瀉者忌服。

提神醒腦

茶葉中含有咖啡因,具有提神醒腦的作用,有利於提高思維能力,增強記憶,提高工作效率。

洋參果露茶

原料:西洋參 3 克、菠蘿汁 30 克、白糖 30 克、蜂蜜 60 克。

製法:❶ 西洋參片加開水浸泡後搗爛,再加入白糖 20 克浸漬;❷ 將白糖 10 克、蜂蜜加入 500 克水中,煮沸後加入菠蘿汁;❸ 再加入西洋參汁攪勻即可。

飲法:每日 2~3 次,每次 2 匙,倒入溫開水,代茶飲用。

功效:大補元氣,抗疲勞。

禁忌:凡脾胃虛寒泄瀉,胃有痰飲濕濁及暴感風寒咳嗽者均忌服。

益壽茶飲,
可常年飲用。

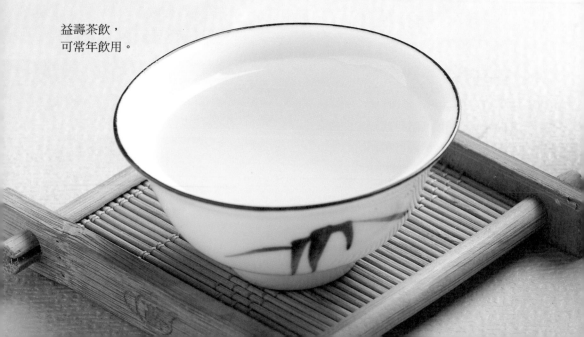

人參蜂蜜茶

原料：人參 3 克、蜂蜜 15 克。

製法：❶ 將人參小火煎煮 30 分鐘，得煎液 150~200 克；❷ 在人參煎液中加入蜂蜜，混勻即成。

飲法：每日分數次飲用。

功效：補氣提神，壯陽興性，延年益壽。

禁忌：感冒發燒時不宜服用。

花生即溶茶

原料：花生 500 克、藕粉 100 克、白糖適量。

製法：❶ 花生用小火炒焦，研成末；❷ 與藕粉、白糖混合均勻，儲藏備用；❸ 飲用時，取數勺，開水沖沏，邊沖邊攪拌即成。

飲法：日常飲用。

功效：補腎提神。

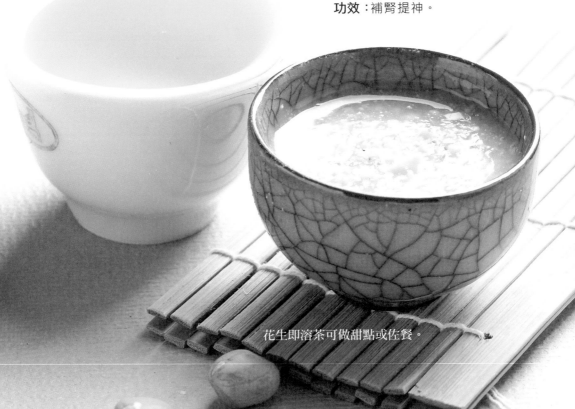

花生即溶茶可做甜點或佐餐。

保護視力

茶葉中含有豐富的維生素A原，它被人體吸收後，能迅速轉化為維生素A。維生素A不僅能合成視紫紅質，還能使眼睛在暗光下看東西更清楚。

銀花決明子茶

原料：金銀花5克、決明子10克。

製法：❶將金銀花、決明子洗淨，一起放入茶壺中；❷加沸水沖泡。

飲法：代茶飲用，每日1劑。

功效：清肝降脂，清熱明目。

禁忌：脾胃虛寒及氣虛瘡瘍膿清者忌服。

此茶清肝明目，適宜眼睛易疲勞的人群常喝，但夜晚最好少飲。

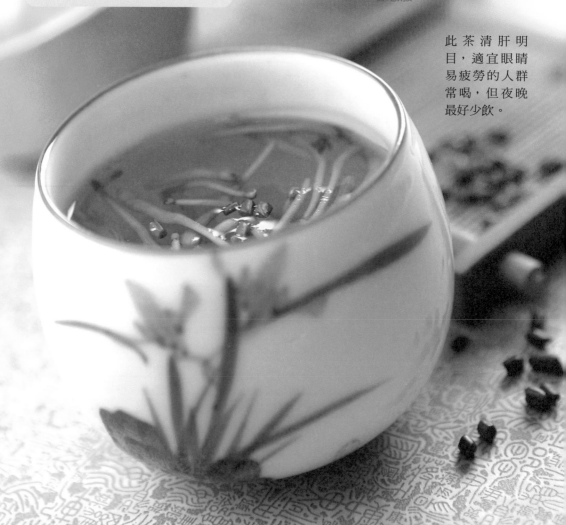

菊花山楂茶

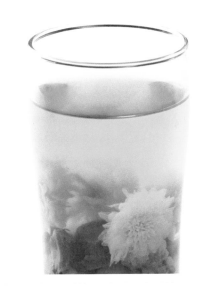

原料：菊花 5 克、山楂 15 克。

製法：❶ 將菊花、山楂洗淨，一起放入茶壺中；❷ 加沸水沖泡即可飲用。

飲法：代茶飲用，每日 1 劑。

功效：消脂減肥，降壓明目，潤腸通便。

禁忌：氣虛胃寒，食少泄瀉之病，宜少用之。

夏枯草茶

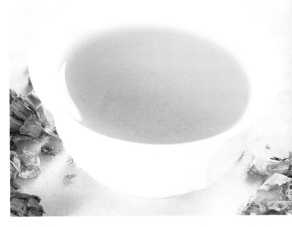

原料：夏枯草 30 克。

製法：❶ 將夏枯草洗淨，放入鍋中；❷ 煎湯至沸後，取汁飲用。

飲法：代茶飲用。

功效：清肝明目，降壓消腫。

禁忌：脾胃虛弱者慎服。

菊花枸杞子茶

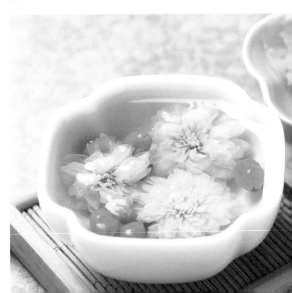

原料：枸杞子 10 克、白菊花 5 克。

製法：❶ 將枸杞子洗淨，與白菊花一起放入茶壺中；❷ 用沸水沖泡，加蓋燜 10 分鐘。

飲法：代茶飲用。

功效：滋肝補腎，養陰明目。

禁忌：氣虛胃寒，食少泄瀉之病，宜少用之。

疏肝解鬱

飲茶可以降低人體內的「壓力激素」，使人們放鬆，而且飲茶的人比喝其他飲料的人更容易減壓。

合歡花柏子仁茶

原料：合歡花 10 克、柏子仁 15 克。

製法：❶ 將合歡花、柏子仁洗淨，放入茶壺中；❷ 用沸水沖泡，加蓋燜 10 分鐘即成。

飲法：代茶飲用。

功效：疏肝解鬱，寧心安神。

對症：適用於肝氣鬱結型失眠症。

禁忌：便溏及痰多者忌服。

神經衰弱者睡前飲一杯，可以助眠。

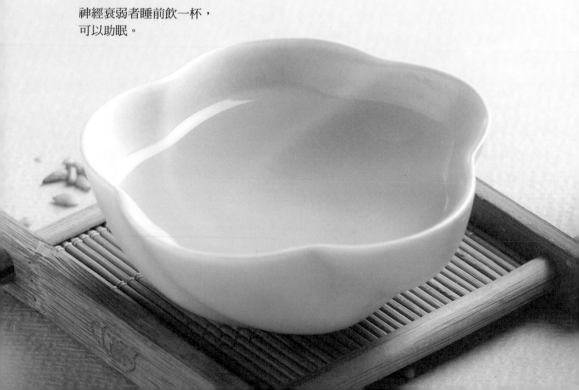

青皮紅花茶

原料：青皮 10 克、紅花 10 克。

製法：❶ 將青皮、紅花分別去雜質，洗淨，青皮晾乾後切成絲，與紅花一起入砂鍋；❷ 加水浸泡 30 分鐘，煎煮 30 分鐘，用潔淨紗布過濾，去渣，取汁即成。

飲法：代茶飲用。

功效：疏肝解鬱，行氣活血。

禁忌：氣虛及陰虛燥咳者不宜。出現吐血等症狀者慎服。

合歡皮枸杞子茶

原料：合歡皮 10 克、枸杞子 10 克。

製法：❶ 將合歡皮、枸杞子分別洗淨，一起放入鍋中；❷ 加水稍加煎煮即可。

飲法：代茶飲用。

功效：疏解鬱結，補腎壯陽。

禁忌：凡外邪實熱、脾虛泄瀉者忌服。

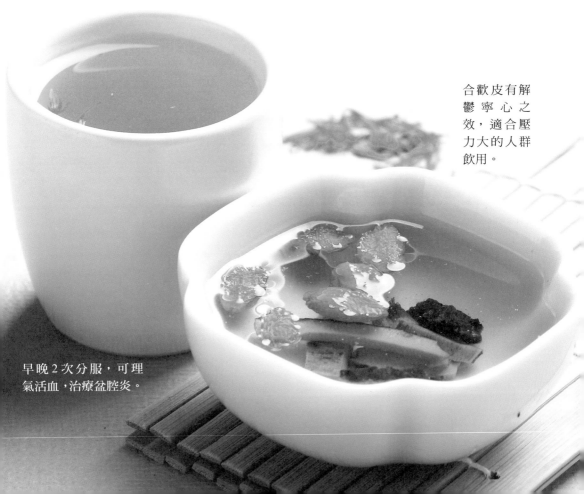

合歡皮有解鬱寧心之效，適合壓力大的人群飲用。

早晚 2 次分服，可理氣活血，治療盆腔炎。

金橘葉茶

原料：金橘葉（乾品）30 克。

製法：❶ 將金橘葉洗淨、晾乾後切碎，放入砂鍋；❷ 加水浸泡片刻，用中火煎煮 15 分鐘，再用潔淨紗布過濾；❸ 去渣，取汁放入容器中即成。

飲法：代茶飲用。

功效：疏肝解鬱，行氣活血。

對症：適用於脂肪肝。

橘味海帶茶

原料：橘子半個、海帶 10 克、麻油 3 克。

製法：❶ 將海帶洗淨，再劃上幾刀，浸入 100 克涼開水；❷ 橘子去皮放入榨汁機中攪碎榨汁；❸ 加入麻油和海帶及浸泡的水，再攪成勻漿即成。

飲法：代茶飲用。

功效：理氣解鬱，化痰降脂。

對症：適用於脂肪肝。

石菖蒲橘皮茶

原料：石菖蒲 25 克、橘皮 20 克。
製法：❶ 將石菖蒲洗淨切段，放入
溫開水中浸泡片刻；❷ 撈出
後與洗淨的橘皮一起搗爛，
榨汁，加適量溫開水再搗取
汁 1 次，合併汁液即成。
飲法：早晚分服。
功效：化痰解鬱，寧心催眠，健腦
益智。
對症：適用於腦力勞動者養生健腦。
禁忌：陰虛陽亢、煩躁汗多、咳
嗽、吐血、滑精者慎服。

夏枯草絲瓜絡茶

原料：夏枯草 30 克、絲瓜絡 5~10
克、冰糖適量。
製法：❶ 將夏枯草和絲瓜絡水煎取汁
約 1 碗；❷ 另將冰糖溶化，再
加入湯汁，煮片刻即成。
飲法：代茶飲用。每日 1 劑，分 2 次服。
功效：清熱解鬱，通絡散結，降脂。
對症：適用於脂肪肝。
禁忌：脾胃虛弱者慎服。

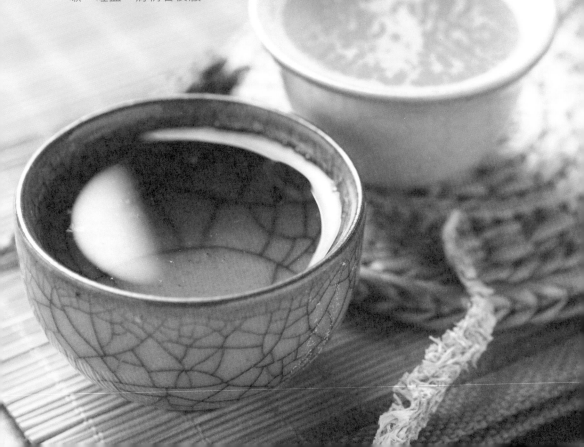

潤腸通便

茶葉中茶多酚的收斂作用使得腸管蠕動能力增強，因此茶葉具有治療便祕的效果。另外，茶葉中的微量茶皂素也具有促進小腸蠕動的作用，從而有延緩便祕的效果。

柏仁蜜茶

原料：柏子仁 10 克、蜂蜜適量。

製法：❶ 將柏子仁打碎，放入鍋中；❷ 煎煮取汁，調入蜂蜜攪勻即可。

飲法：代茶飲用，每日 1 劑。

功效：潤腸通便，寧心益智。

對症：適用於便祕等。

禁忌：便溏及痰多者忌服。

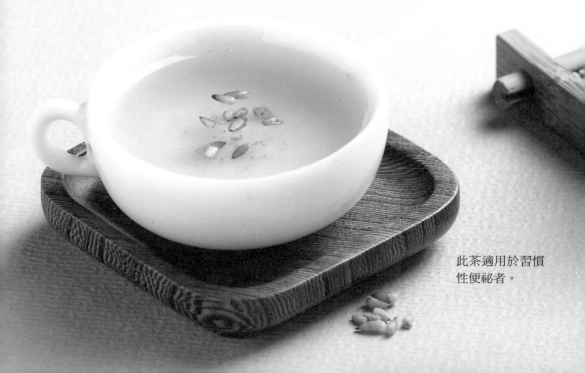

此茶適用於習慣性便祕者。

阿膠蔥蜜茶

原料：阿膠 10 克、蔥白 4 根、
　　　蜂蜜 15 克。
製法：❶ 將蔥白洗淨切斷，用適
　　　量水，放入蔥白段煮開後
　　　撈出；**❷** 加入阿膠、蜂蜜
　　　燉化即成。
飲法：代茶飲用。
對症：適用於便祕等。
功效：補血養血，潤腸通便。
禁忌：脾胃虛弱、不思飲食，或
　　　納食不消以及嘔吐泄瀉者
　　　忌服。

桃花茶

原料：桃花 5 克。
製法：❶ 三月間桃花將開放時
　　　採收陰乾，存放在乾燥
　　　處；**❷** 用時沸水沖泡。
飲法：代茶飲用，便通即停。
功效：利水通便。
對症：適用於便祕等。

三月初三取下的桃花最
好，沖水泡茶，美容養顏。

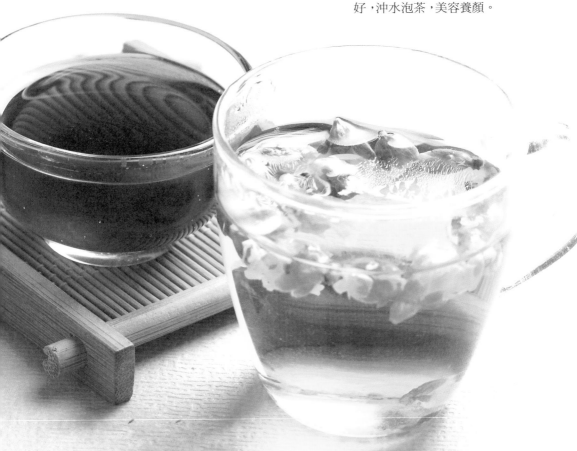

香蜜茶

原料：蜂蜜 65 克、麻油 35 克。

製法：❶ 將麻油兌入蜂蜜中；
　　　　❷ 加水沖調即可。

飲法：代茶飲用。

功效：潤腸通便。

對症：適用於便祕等。

禁忌：痰濕內蘊、脘腹脹滿及腸滑
　　　　泄瀉者忌服。

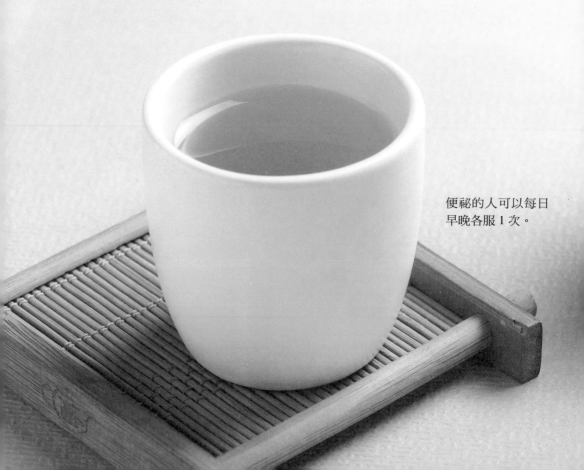

便祕的人可以每日
早晚各服 1 次。

木槿花蜜茶

原料：木槿花 50 克、蜂蜜適量。
製法：❶ 木槿花去雜洗淨，放入鍋
內；❷ 加適量水，煮 20 分
鐘；❸ 再加蜂蜜適量，煮至再
沸，出鍋即成。
飲法：代茶飲用。
功效：清熱利濕，通便排毒，健脾益胃。
對症：適用於便祕等。

蔥汁茶

原料：蔥適量、茶葉末適量。
製法：❶ 將蔥搗爛取汁，與
茶葉末調勻；❷ 用開
水沖服即可。
飲法：每日 1 次。
功效：潤腸通便。
對症：適用於便祕等。
禁忌：茶葉末忌多。

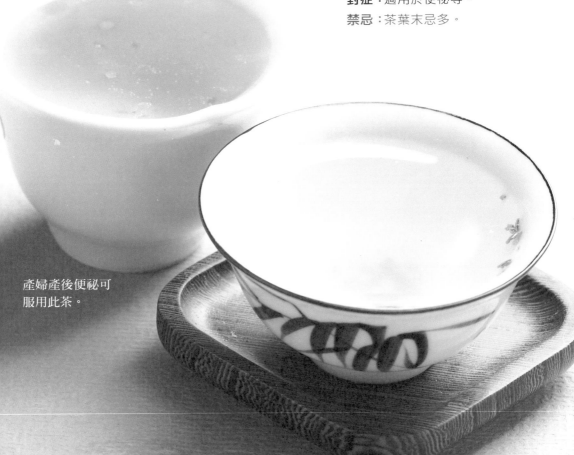

產婦產後便祕可
服用此茶。

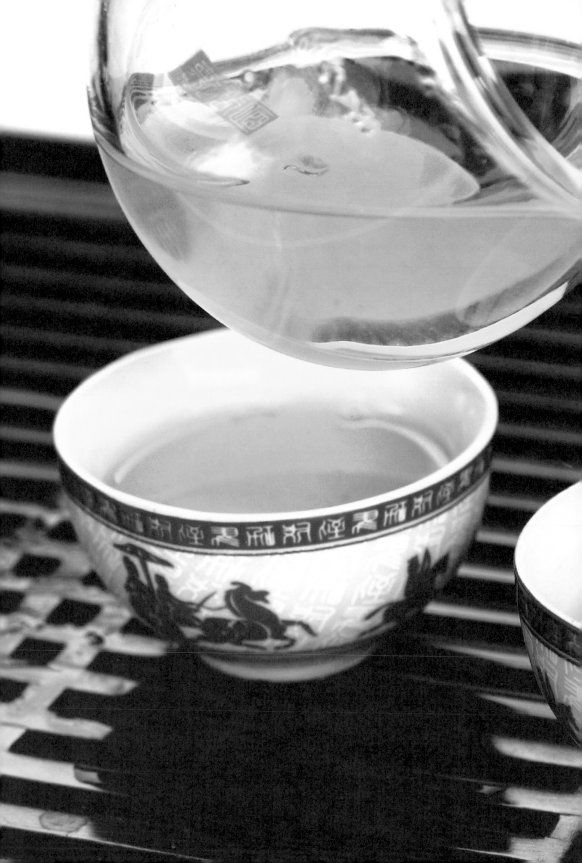

Part 4

老年人的保健茶方

延年益壽、視力保健、
健腦助眠、補鈣壯骨

延年益壽

延年益壽保健茶的功效以補益、強壯為主。所用藥物一般具有補益虛損、消除虛弱、提高抗病能力等功效。

太子參茶

原料：太子參 5 克。

製法：❶ 將太子參洗淨，放入茶壺中；❷ 用沸水沖泡，加蓋燜 15 分鐘即可。

飲法：代茶飲用。

功效：補氣益肺，健脾益胃，養陰生津。

太子參益氣養陰，且藥力平和，適用於脾肺虛虛、氣陰不足者。

生脈茶

原料：人參 2 克、麥冬 10 克、五味子 6 克、紅棗 20 克、冰糖 20 克。

製法：❶ 將紅棗去核洗淨，與人參、麥冬、五味子一起放入砂鍋中；❷ 加水 1,000 克，煎至 700 克，加入冰糖，溶化攪勻即可。

飲法：代茶飲用，每日 1 劑。

功效：益氣養陰，健脾開胃。

禁忌：外有表邪，內有實熱，或咳嗽初起、痧疹初發者忌服。

益元養生茶

原料：黨參 5 克、麥冬 10 克、五味子 5 克、紅棗 10 枚、烏梅 5 枚、蜂蜜適量。

製法：❶ 將黨參、麥冬、五味子、紅棗、烏梅洗淨，放入茶壺中；❷ 用沸水沖泡，加蓋燜 15 分鐘，調入適量蜂蜜即可。

飲法：代茶飲用。

功效：益元養陰，生津補血，開胃健脾，潤肺除煩。

禁忌：有實邪者忌服。

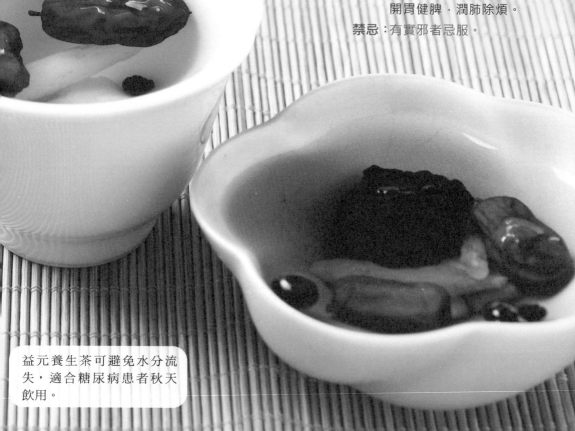

益元養生茶可避免水分流失，適合糖尿病患者秋天飲用。

視力模糊

茶葉中含有維生素 A 原，即胡蘿蔔素，每克茶葉約含糊蘿蔔素 54.6 微克，相當於維生素 A 約 91 個國際單位。一些茶飲食材中還含有 β- 紫蘿酮，也是合成維生素 A 和胡蘿蔔素的原料。

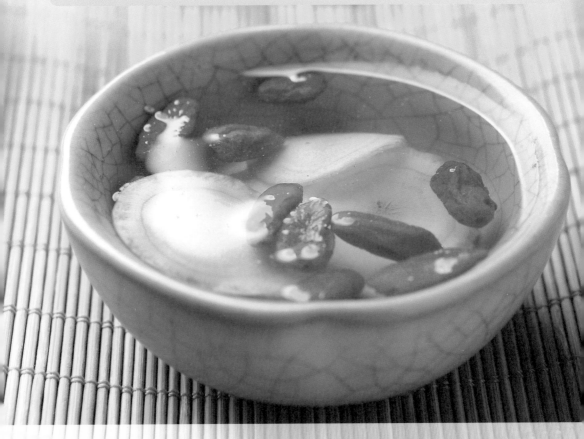

人參枸杞子茶

原料：人參 1 克、枸杞子 30 克。

製法：❶ 將人參揀去雜質，晒乾或烘乾，研成細末，一分為二，裝入綿紙袋中，紮口掛線，備用；❷ 將枸杞子揀雜後洗淨，晒乾，分成兩份，待用；❸ 沖茶飲服，每次取藥袋 1 個，放入茶壺中；❹ 加 15 克枸杞子，用沸水沖泡，加蓋燜 15 分鐘即可。

飲法：代茶飲用，每袋可連續沖泡 3~5 次。

功效：雙補陰陽，益氣養血。

對症：適用於貧血和白血球減少症，以及肝腎精血不足所致的眼目昏花、視物不清。

禁忌：陰虛內熱和腹脹滿者不宜長期單用。

蒲公英龍井茶

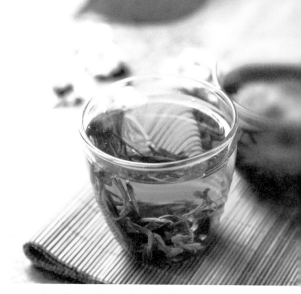

原料：龍井茶 3 克、蒲公英 20 克。
製法：❶ 將龍井茶和蒲公英一起放入茶
杯中；❷ 以沸水沖泡，加蓋燜泡
15 分鐘。
飲法：代茶飲用。
功效：明目健腦。
禁忌：脾胃虛弱者慎服。

桑椹決明菊花茶

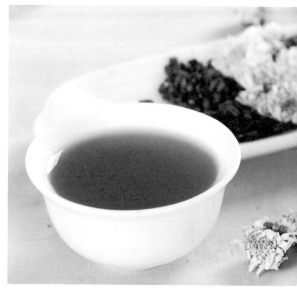

原料：桑椹 12 克、決明子 10 克、菊花
6 克。
製法：❶ 將桑椹、決明子、菊花洗淨，放
入茶杯中；
❷ 加水浸泡 15 分鐘即成。
飲法：代茶飲用。
功效：滋陰平肝、清火散結。
禁忌：脾胃虛弱、容易腹瀉者慎服。

桑葉茶

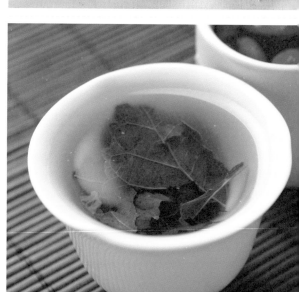

原料：鮮桑葉 250 克。
製法：將桑葉沖洗乾淨，用沸水沖泡，或
入煲加水煎煮，晾涼。
飲法：代茶飲用。
功效：清肝明目、清肺潤燥、美膚養顏。
禁忌：脾胃虛弱者慎服。

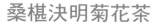

健腦助眠

睡眠不僅可以消除疲勞，還可以使人體生命活動所必需的物質重新獲得補充。在睡覺之前根據自己的飲食愛好，喝上一杯自製的助眠茶，能發揮較好的助眠安神作用。

合歡黑豆茶

原料：黑豆 30 克、合歡花 15 克、小麥 30 克、蜂蜜適量。

製法：❶ 將黑豆、合歡花、小麥洗淨，放入鍋中；❷ 煮至黑豆熟爛開花，調入蜂蜜飲用。

飲法：代茶飲用。

功效：滋腎養肝，養心安神。

對症：適用於失眠症等。

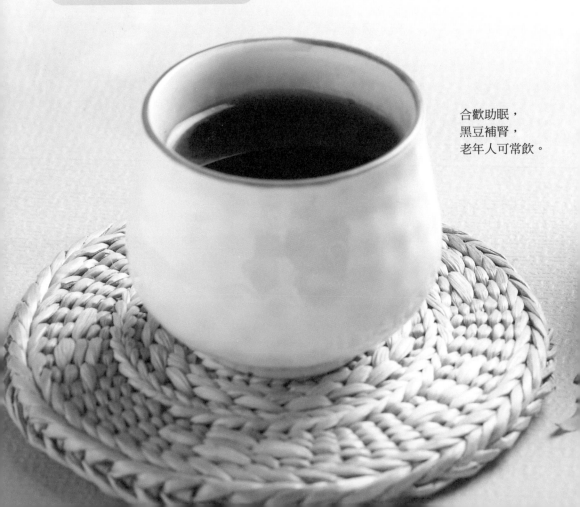

合歡助眠，
黑豆補腎，
老年人可常飲。

茉莉花茶

原料：茉莉花 6 克、石菖蒲 6 克、烏
　　　龍茶 10 克。

製法：❶ 將茉莉花、石菖蒲、烏龍茶
　　　放入壺中；❷ 用沸開水沖泡飲
　　　用。

飲法：每日 1 劑。

功效：理氣化濕，安神。

對症：適用於失眠症。

禁忌：陰虛陽亢、煩躁汗多、咳嗽、
　　　吐血者慎服。

安神茶

原料：龍齒 9 克、石菖蒲 3 克。

製法：❶ 將龍齒加水煎煮 10 分鐘；
　　　❷ 加入石菖蒲同煎 15 分
　　　鐘，去渣取汁。

飲法：代茶飲用，每日 1~2 劑。

功效：寧心安神，補心益膽。

對症：適用於失眠症。

禁忌：陰虛陽亢、煩躁汗多、咳
　　　嗽、吐血、精滑者慎服。

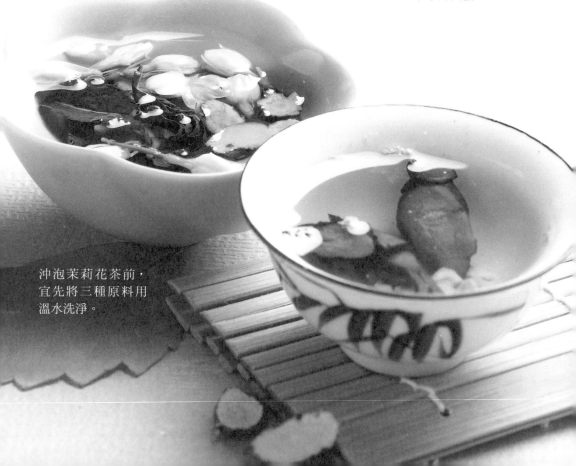

沖泡茉莉花茶前，
宜先將三種原料用
溫水洗淨。

紅參枸杞子茶

原料：紅參 3 克、枸杞子 30 克。

製法：❶ 將紅參、枸杞子放入砂鍋中；

❷ 加水煎湯，去渣取汁。

飲法：代茶飲服，每日 1 劑。

功效：補脾益肺，大補元氣，安神益智。

對症：適用於氣虛型失眠症。

禁忌：陰虛內熱和腹脹滿者不宜長期單用。

飲完茶後，紅參、
枸杞子可嚼食。

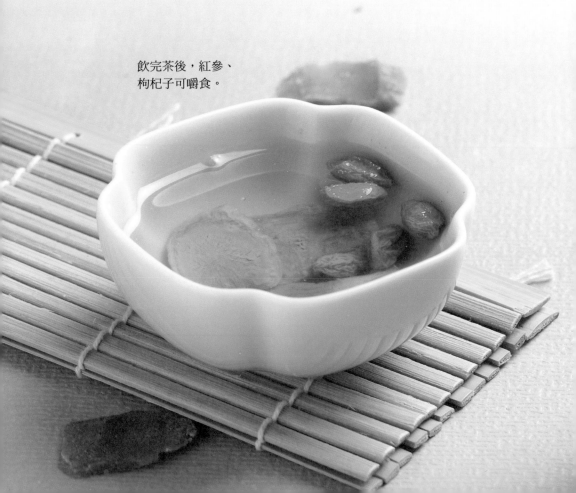

茯苓柏子仁茶

原料：白茯苓 30 克、柏子仁 30 克、
　　　松子仁 30 克、蜂蜜適量。

製法：❶ 將白茯苓、柏子仁、松子
　　　仁分別揀去雜質，洗淨，白
　　　茯苓切片，一起放入鍋內；
　　　❷ 用大火燒沸，改用小火煮
　　　1 小時，去渣取汁，待濾汁
　　　轉溫後調入蜂蜜即成。

飲法：代茶飲用。

功效：健脾利水，寧心安神，潤腸
　　　通便。

對症：適用於失眠症，對伴有水
　　　腫、習慣性便祕者尤為適宜。

禁忌：虛寒精滑或氣虛下陷者忌服。

柏子仁蓯蓉茶

原料：柏子仁 20 克、肉蓯蓉 10 克、
　　　蜂蜜適量。

製法：❶ 將柏子仁炒熟，研細，與肉
　　　蓯蓉一起放入杯中；❷ 用沸水
　　　沖泡，濾取汁液，加入蜂蜜。

飲法：代茶飲用，可沖泡 3~5 次。

功效：溫補腎陽，寧心安神，潤腸通便。

對症：適用於腎陽不足型失眠症。

禁忌：胃弱便溏，相火旺者忌服。

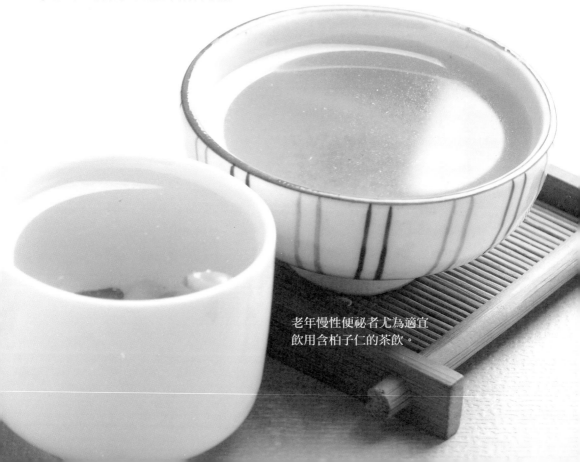

老年慢性便祕者尤為適宜
飲用含柏子仁的茶飲。

太子參銀耳茶

原料：太子參 10 克、銀耳 15 克、冰糖適量。

製法：❶ 將銀耳用清水泡發，洗淨；

❷ 與洗淨的太子參一起放入砂鍋內；

❸ 加適量水，先用大火煮沸，再轉用小火燉至銀耳熟爛，加冰糖調味即成。

飲法：代茶飲用。

功效：補氣健脾，寧心安神。

對症：適用於心脾兩虛型失眠症，對伴有免疫功能低下者尤為適宜。

禁忌：風寒咳嗽和濕熱生痰咳嗽患者忌服。

這款茶是很好的佐餐甜品。

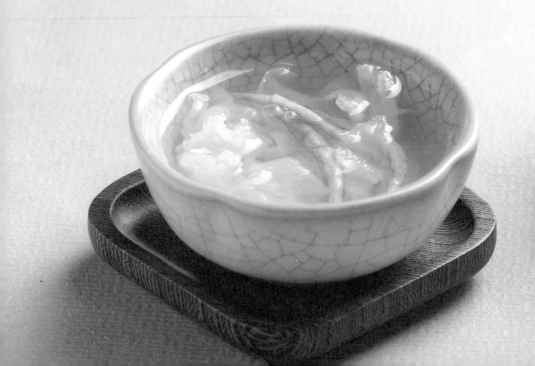

西洋參柏子仁茶

原料：西洋參片 3 克、柏子仁 10 克。
製法：❶ 將西洋參片和柏子仁放入茶壺中；❷ 倒入開水，蓋上杯蓋，燜 10 分鐘即成。
飲法：代茶飲用，可沖泡 3~5 次。
功效：滋陰降火，寧心安神。
對症：適用於陰虛火旺型失眠症。
禁忌：中陽衰微，胃有寒濕者忌服。

西洋參生地茶

原料：西洋參 2 克、生地黃 20 克、麥冬 15 克。
製法：❶ 將上述三味分別洗淨，晒乾或烘乾；❷ 研成極細末，混合均勻，一分為二，裝入綿紙袋中，掛線封口；❸ 每日 3 次，每次 1 袋，放入茶壺中，用沸水沖泡，加蓋燜 15 分鐘後即可。
飲法：代茶飲用，可沖泡 3~5 次。
功效：滋陰平肝，清瀉心火。
對症：適用於陰虛火旺型失眠症。

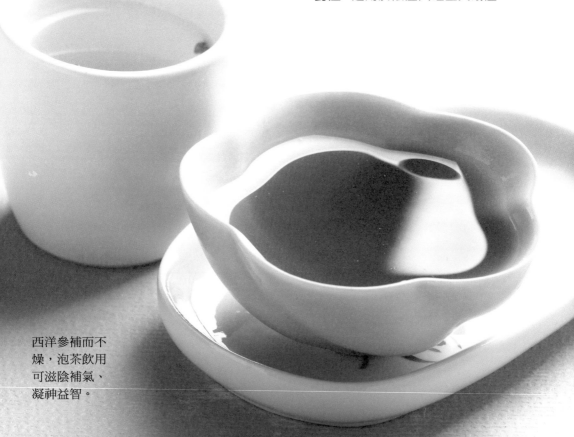

西洋參補而不燥，泡茶飲用可滋陰補氣、凝神益智。

補鈣壯骨

保健茶中含有豐富的礦物質，對預防齲齒和防治老年骨質疏鬆有明顯效果。

壯骨健身茶

原料：烏龍茶 3 克、槐角 10 克、枸杞子 15 克、桑寄生 15 克。

製法：❶ 將槐角、枸杞子、桑寄生用水煎 20 分鐘左右；❷ 棄藥渣，取沸水沖泡烏龍茶即可。

飲法：代茶飲用，每日 1 劑。

功效：滋補肝腎，強壯筋骨，抗骨質疏鬆。

禁忌：脾胃虛寒及孕婦忌服。

槐角含多種維生素、蛋白質及還原糖等，有軟化血管的功效。

桑寄生茶

原料：桑寄生 15 克。

製法：將桑寄生煎煮 10 分鐘即可。

飲法：代茶飲用，每日 1 劑。

功效：補益肝腎，強筋健骨，抗骨質疏鬆。

禁忌：桑寄生有輕微降血壓作用，血壓低者忌服。

當歸地黃紅棗茶

原料：當歸 10 克、熟地黃 10克、紅棗 5 枚。

製法：❶ 將上面三藥共入砂鍋內；❷ 注適量水，煎煮取汁。

飲法：代茶飲用。

功效：養血補血，抗骨質疏鬆。

禁忌：脾胃虛弱、氣滯痰多、腹滿便溏者忌服。

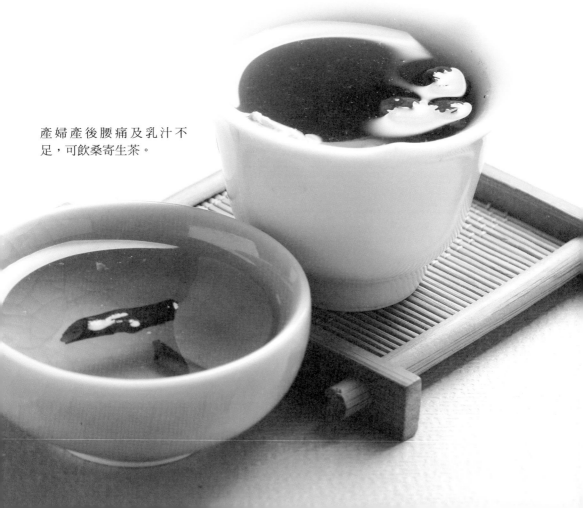

產婦產後腰痛及乳汁不足，可飲桑寄生茶。

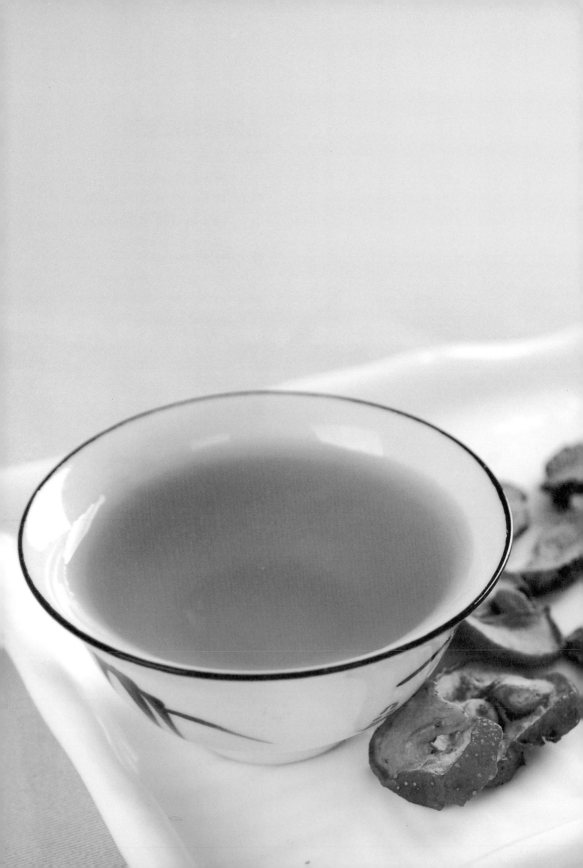

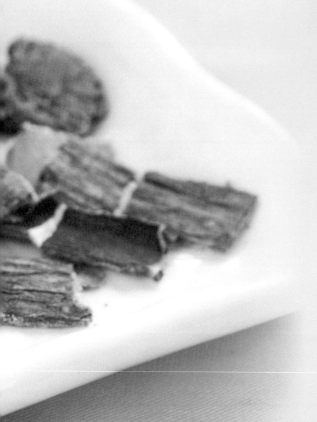

Part 5

三高人群的對症茶方

降血壓、降血糖、降血脂、
防癌護心抗衰老

高血壓

保健茶中的茶多酚，可以提高脂肪分解酶的作用，降低血液中的膽固醇含量，有降低血壓、抗氧化、防衰老及防癌等作用。

槐花茶

原料：鮮槐花 15 克。

製法：❶ 將槐花洗淨，放入茶壺中；❷ 用開水浸泡，加蓋燜 30 分鐘即成。

飲法：代茶飲用，每日 1 劑。

功效：降壓降脂。

對症：適用於高血壓症等。

禁忌：脾胃虛寒者慎服。

適量飲用對身體有益，但茶水不可太濃。

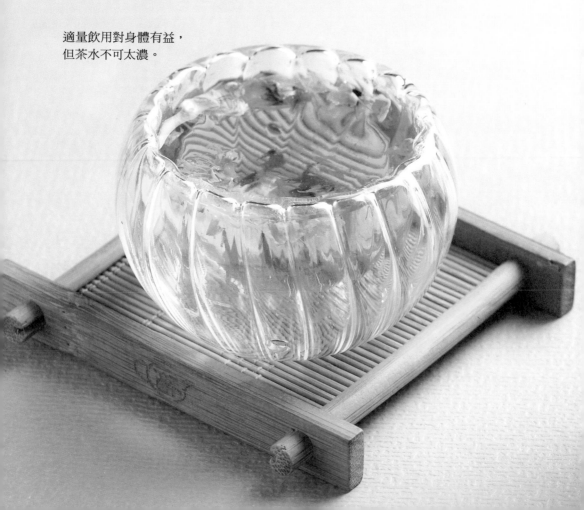

白菊花茶

原料：白菊花 15 克。

製法：❶ 將白菊花揉碎，放入茶壺中；❷ 加入沸水沖泡，加蓋燜 10 分鐘。

飲法：代茶飲用，可沖泡 3~5 次，每日 1 劑。

功效：疏風清熱，平肝明目。

對症：適用於肝火亢盛、肝陽上亢之早期高血壓病。

禁忌：氣虛胃寒，食少泄瀉之病，宜少用之。

月季花茶

原料：月季花 15 克。

製法：用開水泡 10 分鐘服用。

飲法：代茶飲用，每日 1 劑。

功效：降壓。

對症：適用於高血壓病。

可酌情加冰糖或蜂蜜，味道更甘醇。

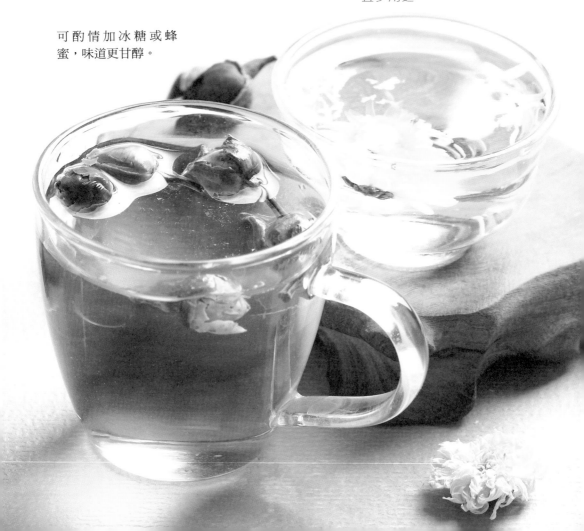

桑麻葵子茶

原料：桑葉 10 克、黑芝麻 10 克、向日
　　　葵子 30 克。

製法：❶ 將桑葉、黑芝麻、向日葵子分
　　　別擇洗乾淨，晒乾或烘乾，共研為
　　　細粉末，一起放入砂鍋；❷ 加適
　　　量水，煎 2 次，每次 30 分鐘，合
　　　併 2 次濾汁，收貯備用。

飲法：每日早晚分飲。

功效：疏風清熱，化淤潤腸。

對症：適用於高血壓病、高血脂、習慣性
　　　便祕、痔瘡出血等。

禁忌：瀉痢者忌服。

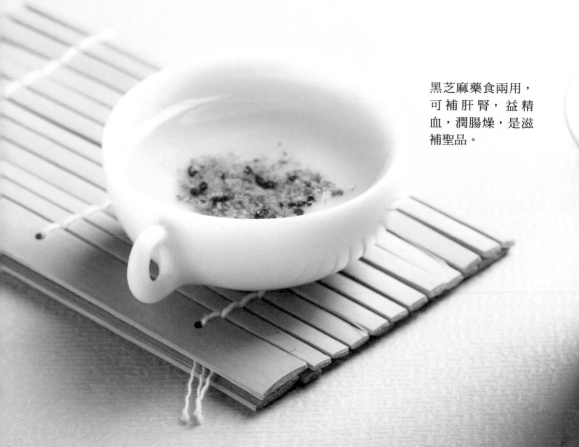

黑芝麻藥食兩用，
可補肝腎，益精
血，潤腸燥，是滋
補聖品。

薺菜茶

原料：薺菜（全草）30 克。

製法：❶ 將薺菜去雜，保留根、莖，洗淨後晒乾，切碎備用；❷ 每日 2 次，每次取 7 克（相當於鮮薺菜 15 克），放入大茶杯中；❸ 用沸水沖泡，加蓋燜 10 分鐘即可。

飲法：代茶飲用，飲完可繼續加沸水，直至沖淡。

功效：**補脾益心，涼肝降壓。**　　　**對症**：適用於高血壓病。

禁忌：風疹患者不宜服用。

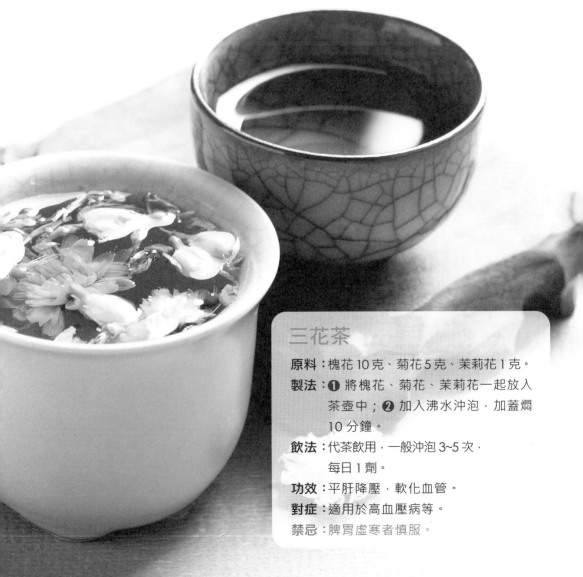

三花茶

原料：槐花 10 克、菊花 5 克、茉莉花 1 克。

製法：❶ 將槐花、菊花、茉莉花一起放入茶壺中；❷ 加入沸水沖泡，加蓋燜 10 分鐘。

飲法：代茶飲用，一般沖泡 3~5 次，每日 1 劑。

功效：平肝降壓，軟化血管。

對症：適用於高血壓病等。

禁忌：脾胃虛寒者慎服。

菊槐龍膽茶

原料：菊花 6 克、槐花 6 克、龍膽草 10 克、綠茶 6 克。

製法：❶ 將菊花、槐花、龍膽草、綠茶一起放入茶壺中；❷ 加入沸水沖泡，加蓋燜 15 分鐘。

飲法：代茶飲用。

功效：清熱明目，涼血止血，降壓降脂。

對症：適用於高血壓眩暈等。

禁忌：脾胃虛弱及無濕熱實火者忌服。

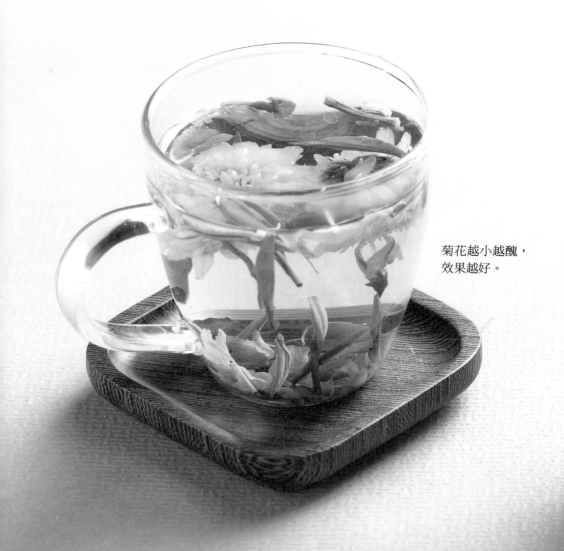

菊花越小越醜，
效果越好。

玉米鬚冰糖茶

原料：玉米鬚 100 克、冰糖適量。
製法：❶ 將玉米鬚、冰糖一起放入
鍋中；❷ 加水煎湯，取汁。
飲法：代茶飲用。
功效：利尿泄熱，降壓。
對症：適用於早期高血壓病等。

銀菊雙花茶

原料：金銀花 10 克、菊花 10 克。
製法：❶ 將金銀花、菊花放入茶壺中；
❷ 加開水沖泡，加蓋燜 15 分鐘。
飲法：代茶飲用。
功效：清熱解毒，祛濕止痢，清肝明目，
降血壓。
對症：適用於高血壓病、冠心病等。
禁忌：脾胃虛寒及氣虛瘡瘍膿清者忌服。

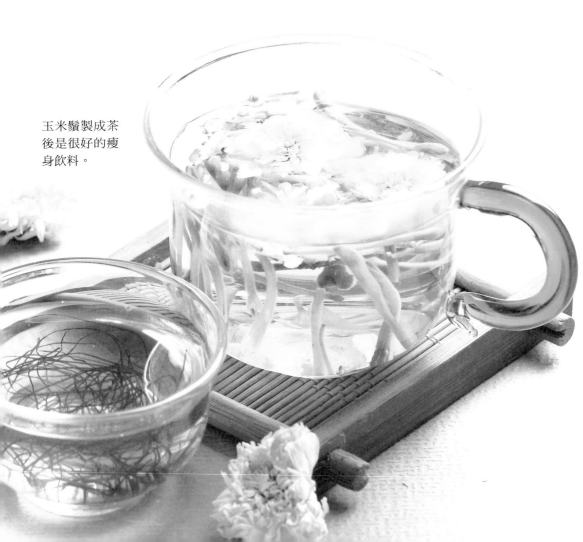

玉米鬚製成茶
後是很好的瘦
身飲料。

糖尿病

蔬菜、五穀、水果、花草、藥材，凡能入口無不可以入茶。既是芬芳食物又是藥物，搭配好了，就能降糖保健。

赤小豆冬瓜茶

原料：赤小豆 60 克、冬瓜 500 克、精鹽適量。

製法：❶ 將冬瓜去皮去瓤，洗淨，與淘洗乾淨的赤小豆一起入鍋；❷ 加適量水，大火燒開後轉用小火熬煮成湯，可加少許精鹽調味。

飲法：代茶飲用。

功效：利小便，消水腫，解熱毒，止消渴。

對症：適用於糖尿病等。

禁忌：體瘦者不宜過多服用。

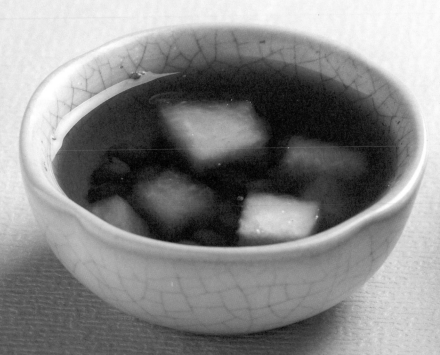

赤小豆「久食瘦人」，對老年肥胖症有一定效果。

石斛茶

原料：鮮石斛 30 克。
製法：將鮮石斛切片，以沸水沖泡。
飲法：每日代茶飲用。
功效：生津益胃，清熱養陰。
對症：適用於糖尿病合併陽痿者。
禁忌：濕溫尚未化燥者忌服。

如果是乾石斛，用量需減半。

百藥煎茶

原料：百藥煎 60 克。
製法：放入鍋中用水煎後取汁。
飲法：代茶飲用。
功效：清頭目，除口渴，利尿，解毒。
對症：適用於糖尿病煩躁口渴較輕者。
禁忌：外感咳嗽，濕熱瀉痢及積滯未清者均忌服。

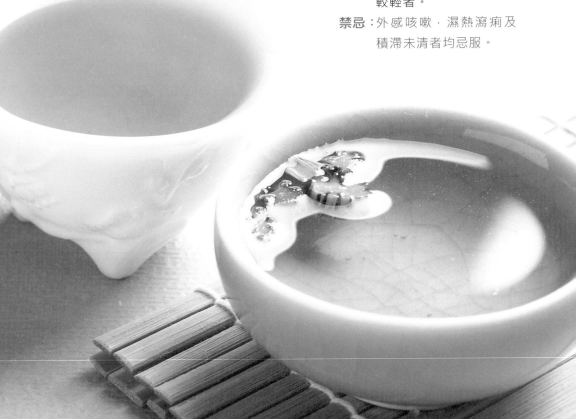

赤小豆洋參消渴茶

原料：赤小豆 50 克、西洋參 2 克。

製法：❶ 將西洋參洗淨，晒乾或烘乾，研為細末，一分為二，裝入綿紙袋中，掛線封口，備用；**❷** 將赤小豆去雜，淘洗乾淨後，放入砂鍋；**❸** 加足量水，先用大火煮沸，再改用小火煨煮 1 小時，至赤小豆酥爛、湯呈濃稠狀，晾涼後，一分為二；**❹** 將西洋參細末袋放入茶壺中，以煮沸的赤小豆濃稠湯汁沖泡，加蓋燜 15 分鐘即可。

飲法：代茶飲用，每日 2 袋。

功效：清熱和血，益氣降糖。

對症：適用於糖尿病等。

禁忌：中陽衰微，胃有寒濕者忌服。

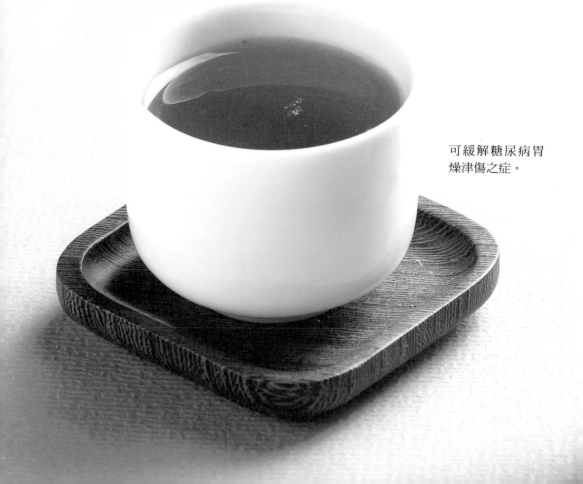

可緩解糖尿病胃燥津傷之症。

止消渴即溶茶

原料：鮮冬瓜皮 100 克、西瓜皮 100 克、天花
粉 250 克。

製法：❶ 將鮮冬瓜皮、西瓜皮削去外層硬皮，切
成薄片；❷ 將天花粉搗碎，先以冷水泡透
後一起放入鍋內，加適量水煎煮 1 小時；
❸ 再以小火繼續加熱煎煮濃縮至較稠黏，
將要乾鍋時停火；❹ 待溫熱時將其拌勻、
晒乾壓碎，裝瓶備用。

飲法：每次 10 克，以沸水沖化，代茶飲用，每
日數次。

功效：解暑清熱，清肺化痰，利氣寬胸，生津止
渴。

對症：適用於糖尿病肺胃熱甚，口渴多飲之症。

禁忌：脾胃虛寒大便滑洩者忌服。

夏季時削去西瓜皮內層
柔軟部分，洗淨、晒乾
即可做成乾西瓜皮，以
便保存。

瓜皮荷葉茶

原料：新鮮西瓜皮 250 克（或
乾西瓜皮 100 克）、鮮
荷葉 30 克。

製法：❶ 將西瓜皮、荷葉洗
淨，放入砂鍋中；❷ 加
水煎湯取汁。

飲法：代茶飲用，當天飲完。

功效：清熱解暑，生津止渴。

對症：適用於糖尿病等。

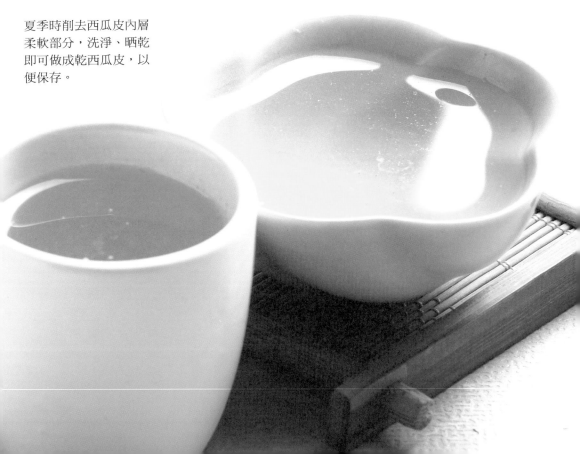

扁豆葛根茶

原料：白扁豆粒（炒）30 克、葛根粉 60 克、豆
漿 200 克。

製法：❶ 將白扁豆、葛根粉一起入砂鍋，加水煎
煮 2 次，每次 30 分鐘，過濾，去渣；❷ 合
併 2 次濾汁與豆漿充分混合均勻，再回入
砂鍋，小火煨煮 10 分鐘即成。

飲法：每日早晚分食。

功效：清暑化濕，生津潤燥，止渴降糖。

對症：適用於糖尿病、高血壓、冠心病等。

禁忌：胃寒者慎用，夏日體表虛汗多者忌用。

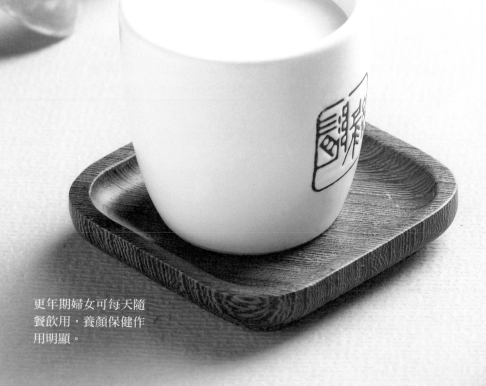

更年期婦女可每天隨
餐飲用，養顏保健作
用明顯。

白果薏仁茶

原料：白果仁 8~12 粒、薏仁 50 克。

製法：❶ 將白果仁及薏仁一起入鍋加清水煮；❷ 待熟時即可飲用。

飲法：每日 1 次。

功效：降糖降脂，清熱利濕，補氣養心，益腎滋陰。

對症：適用於糖尿病。

禁忌：有實邪者忌服。

豬胰玉米鬚茶

原料：豬胰 1 只、玉米鬚 50 克。

製法：❶ 豬胰洗乾淨切片，與玉米鬚一起放入鍋中；❷ 以水煎湯，熟後取汁飲用。

飲法：一日 1 劑，10 天為一療程，食肉喝湯。

功效：降糖降壓。

對症：適用於糖尿病口渴多飲、血糖高之症。

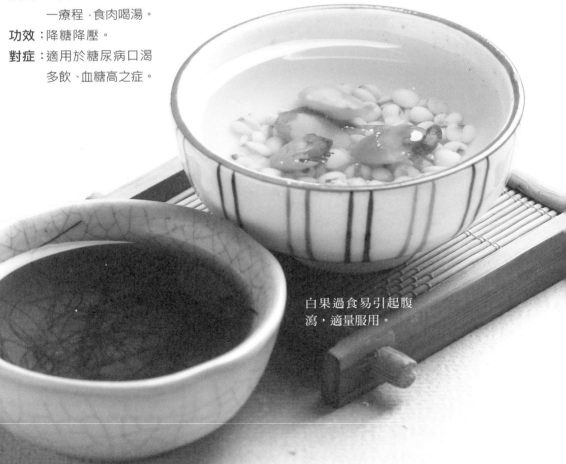

白果過食易引起腹瀉，適量服用。

高血脂

適量的維生素 C，可降低血液中的膽固醇、中性脂肪。由於茶葉中含有豐富的維生素 C，適度飲茶，則可抑制膽固醇的吸收。

番茄優酪乳茶

原料：成熟番茄 200 克、酸牛奶 200 克。

製法：❶ 將番茄外表皮用溫水浸泡片刻，反復洗淨；❷ 連皮切碎，放入調理機中，加酸牛奶拌勻即成。

飲法：每日早晚分飲。

功效：涼血平肝，補虛降脂。

對症：適用於高血脂、高血壓病。

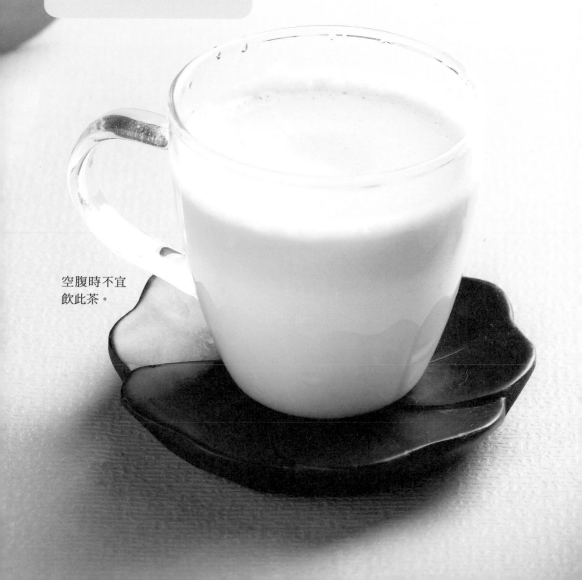

空腹時不宜飲此茶。

金橘茶

原料：金橘餅 1 個。

製法：❶ 金橘餅切薄片；❷ 取一個帶蓋大碗，然後放入橘餅；❸ 以沸水沖泡，加蓋泡汁即成。

飲法：代茶飲用。

功效：理氣解鬱，消食健脾。

對症：適用於高血脂。

用小蘇打或淘米水泡金橘可去除農藥殘留。

草菇茶

原料：草菇 25 克、紅茶 5 克、白糖適量。

製法：❶ 將草菇洗淨晒乾後粉碎，與紅茶混勻；❷ 每次飲用前將草菇紅茶粉放入茶壺中，加開水沖泡，加糖調味。

飲法：代茶飲用。

功效：降壓降脂，防老抗衰。

對症：適用於高血脂、高血壓病。

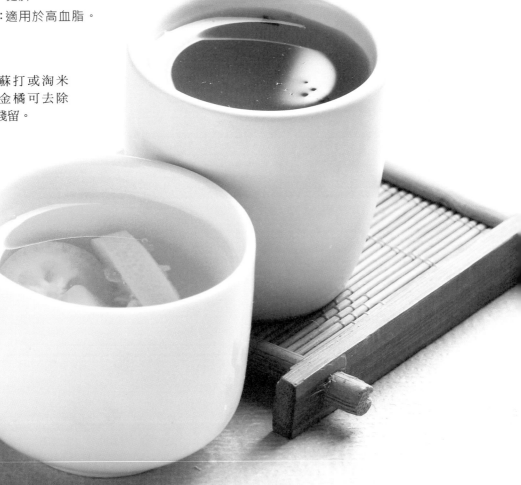

苦蕎茶

原料：苦蕎麥 10 克。

製法：將苦蕎麥放入壺中，用沸水沖
　　　　開即可。

飲法：代茶飲用。

功效：具有降低毛細血管脆性，改善
　　　　微循環的作用，降脂減肥。

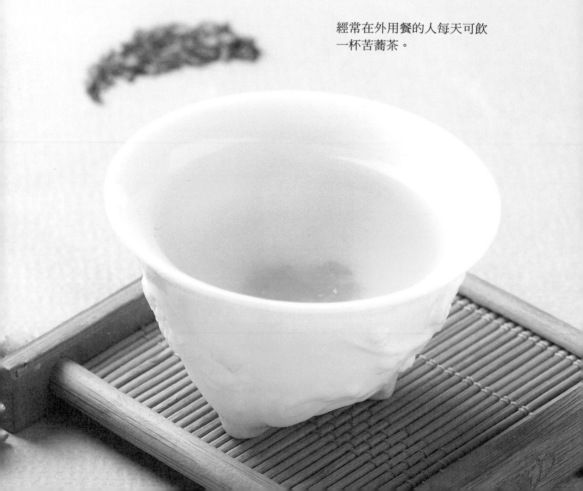

經常在外用餐的人每天可飲
一杯苦蕎茶。

槐花山楂茶

原料：槐花 10 克、山楂 10 克。

製法：❶ 將槐花、山楂洗淨後放入鍋中；
❷ 加適量水，煮煎去渣取汁。

飲法：代茶飲用。

功效：降壓降脂。

對症：適用於高血脂等。

禁忌：脾胃虛寒者慎服。

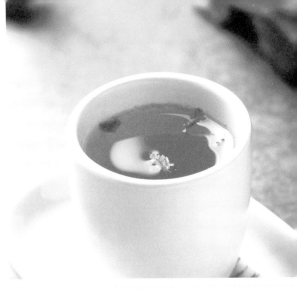

西瓜葉花生紅衣茶

原料：西瓜葉 60 克、花生紅衣 30 克。

製法：❶ 將西瓜葉、花生紅衣分別洗淨，
一起放入砂鍋中；❷ 加適量水，煎
湯取汁。

飲法：代茶飲用，每日 2~3 次。

功效：清熱降脂。

對症：適用於高血脂等。

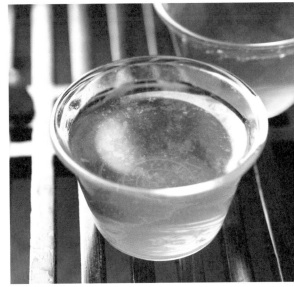

菊花槐米茶

原料：菊花 3 克、槐米 3 克、綠茶 3 克。

製法：❶ 將菊花、槐米、綠茶放入茶壺
中；❷ 用沸水沖泡，加蓋燜 5 分鐘。

飲法：代茶飲用。

功效：降壓降脂。

對症：適用於高血脂等。

禁忌：脾胃虛寒者慎服。

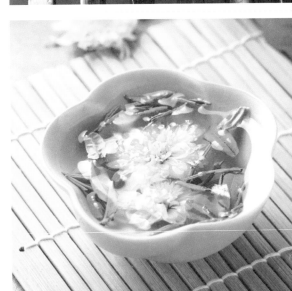

三子降脂茶

原料：枸杞子 30 克、決明子 30 克、沙苑子 30 克。

製法：❶ 將決明子洗淨敲碎，與洗淨的沙苑子一起放入紗布袋中，紮口，備用；❷ 再將枸杞子揀雜、洗淨後，與藥袋一起入砂鍋；❸ 加水濃煎 2 次，每次 30 分鐘，合併 2 次煎汁，拌勻即成。

飲法：早晚 2 次分服，服食時，枸杞子也可一起嚼食嚥下。

功效：平肝益腎，降低血脂。

對症：適用於高血脂，對中老年肝腎陰虛、陰虛陽亢之高血脂患者尤為適宜。

禁忌：陰虛火旺、陽強易舉、小便不利者忌服。

決明子潤腸通便，
夜晚宜少飲。

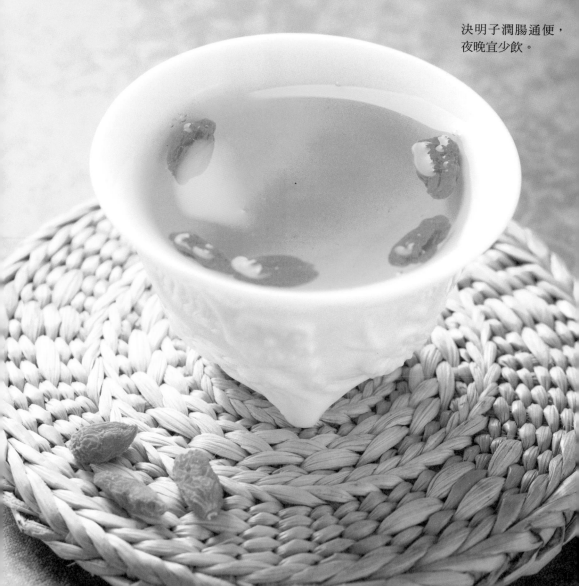

菊花決明山楂茶

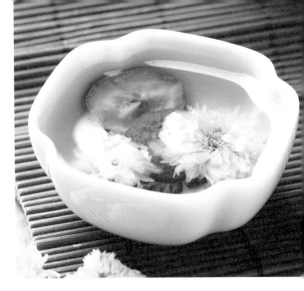

原料：菊花 3 克、決明子 15 克、山楂 15 克。

製法：❶ 將菊花、決明子、山楂洗淨後放
入茶壺中；❷ 用沸水沖泡，加蓋燜
30 分鐘即成。

飲法：代茶飲用。

功效：祛風明目，活血通脈，降壓降脂。

對症：適用於高血脂等。

禁忌：脾胃虛弱者慎服。

山楂陳皮消脂茶

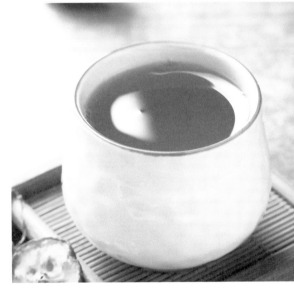

原料：山楂 30 克、陳皮 15 克、紅糖 20
克。

製法：❶ 將山楂去雜，洗淨，切碎；❷
與洗淨、切碎的陳皮一起放入紗布
袋中，紮口，放入砂鍋；❸ 加足量
清水，中火煎煮 40 分鐘，取出藥
袋，調入紅糖，拌勻即成。

飲法：每日早晚分飲。

功效：燥濕化痰，行氣散淤，降脂降壓。

對症：適用於高血脂、高血壓病、冠心病
等。

禁忌：脾胃虛弱者慎服。

消導茶

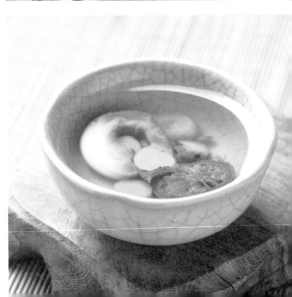

原料：青皮 6 克、山楂 5 克、麥芽 5 克、
黃耆 10 克。

製法：❶ 將上述藥材放入砂鍋中；❷ 加
2 杯水，煮至 1 杯即成。

飲法：代茶溫飲，不拘時，每日 1 劑。

功效：破氣散積，降血脂。

對症：適用於高血脂。

禁忌：實證及陰虛陽盛者忌服。

冠心病

研究表明，每天至少喝一杯茶可將心臟病發作的危險降低 44%。飲茶之所以具有如此神奇的作用，可能是因為茶葉中含有大量類黃酮和維生素等可使血細胞不易凝結成塊的天然物質。

丹參蜂蜜茶

原料：丹參 30 克、蜂蜜 30 克。

製法：❶ 將丹參加水 500 克，小火煎至 250 克；❷ 去渣留汁，兌入蜂蜜調勻。

飲法：早晚分服，代茶飲用。

功效：活血化淤，強心養心。

對症：適用於冠心病。

禁忌：無淤血者慎服。

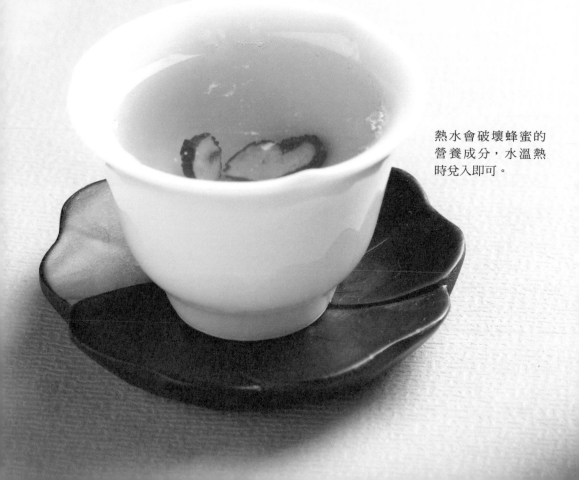

熱水會破壞蜂蜜的營養成分，水溫熱時兌入即可。

香蕉茶

原料：香蕉 50 克、茶葉適量、蜂
　　　蜜適量。

製法：❶ 將茶葉放入茶壺中，用
　　　開水泡好；**❷** 香蕉研碎，
　　　加到等量茶水中，再加適
　　　量蜂蜜調勻即可。

飲法：代茶溫飲。

功效：清熱解毒，潤肺滑腸，強
　　　心利尿，降血壓。

山楂菊花茶

原料：山楂 12 克、菊花 9 克。

製法：❶ 將山楂和菊花放入茶壺
　　　中；**❷** 用開水沖泡。

飲法：代茶飲用。

功效：清熱活血化淤。

對症：適用於心肌梗塞、冠心病。

禁忌：無淤血者慎服。

日服 3 次，每次
一小杯，也可有
療效。

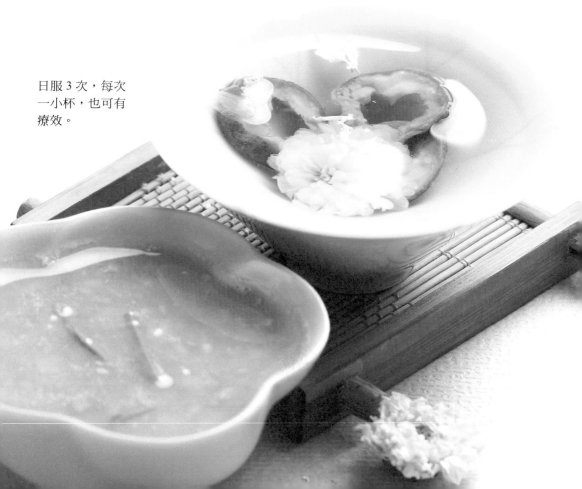

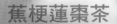

蕉梗蓮棗茶

原料：香蕉梗 40 克（乾品 25 克）、蓮子 15 克、紅棗 15 克。

製法：❶ 將紅棗、蓮子去雜，用冷水泡發，4 小時後與洗淨的香蕉梗一起入砂鍋；❷ 加適量水，濃煎 2 次，每次 45 分鐘，合併 2 次濾液；❸ 小火煎煮濃縮至 300 克。

飲法：每日 2 次，每次飲 150 克。

功效：補心血，安心神，降血壓。

對症：適用於失眠、高血壓病、冠心病等。

禁忌：脘腹脹滿及大便燥結者忌服。

大便燥結、食不運化及新生產者忌食蓮子。

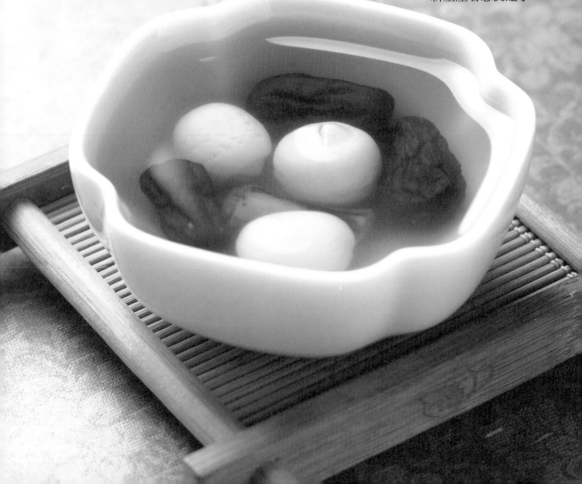

菊桑銀楂茶

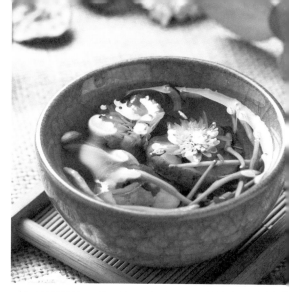

原料：菊花 15 克、金銀花 15 克、山楂 15 克、桑葉 10 克。

製法：❶ 將菊花、金銀花、山楂、桑葉放入茶壺中；❷ 加開水沖泡，加蓋燜 15 分鐘。

飲法：代茶飲用。

功效：清熱解毒，祛濕止痢，清肝明目，降血壓。

對症：適用於冠心病、高血壓病等。

禁忌：脾胃虛寒及氣虛瘡瘍膿清者忌服。

丹參紅花茶

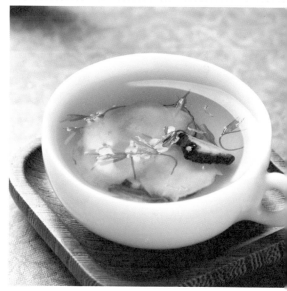

原料：丹參 10 克、紅花 6 克、西洋參 6 克、白糖 20 克。

製法：❶ 將丹參、西洋參切片，紅花洗淨，一起放入燉杯內；❷ 加清水 150 克，先用大火燒沸，再轉小火煮 15 分鐘即成（食用時去渣加入白糖拌勻）。

飲法：每日 1 次，每次 1 杯。

功效：活血化淤，安神除煩。

對症：適用於冠心病。

禁忌：潰瘍病人及出血性疾病患者慎用。

紅花檀香茶

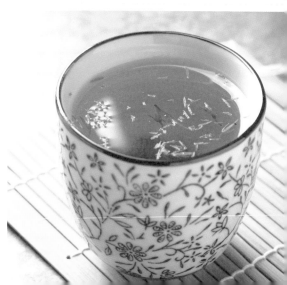

原料：紅花 5 克、白檀香 3 克。

製法：❶ 將紅花、白檀香放入茶壺內；❷ 用沸水沖泡即可使用。

飲法：代茶飲用，一般可沖泡 3~5 次，宜當天飲完。

功效：活血行氣，化淤宣痹。

對症：適用於氣滯血淤型冠心病及心肌梗塞（緩解期），如胸部疼痛偶然小發作，心悸乏力，胸燜氣短，舌質紫暗，或有淤斑。

禁忌：孕婦忌服。潰瘍病人及出血性疾病患者慎用。

桃仁山楂茶

原料：桃仁 6 克、山楂 12 克、陳皮 3 克。
製法：開水沏或煎湯皆可。
飲法：代茶飲用。
功效：活血化淤。
對症：適用於冠心病。
禁忌：孕婦忌服。

桃仁潤腸通便、活血化淤，可每日 1 劑，分 3 次飲用。

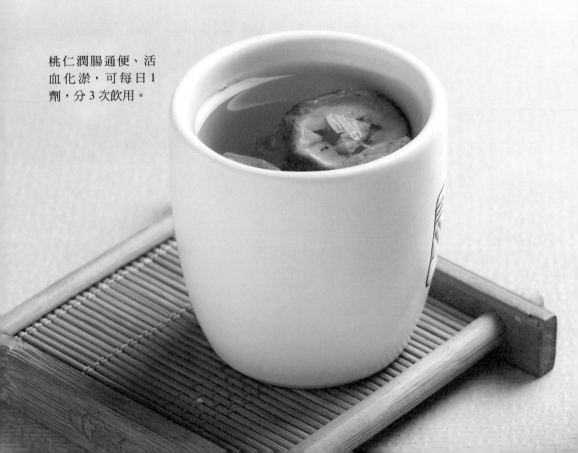

芹菜銀杏葉茶

原料：新鮮芹菜 250 克、銀杏葉（乾品）10 克。

製法：❶ 將銀杏葉洗淨，晒乾或烘乾，研成粗末，一分為二，裝入綿紙袋中，封口掛線，備用；❷ 將新鮮芹菜擇洗乾淨，保留葉、莖及連葉柄的根部，切碎，放入搗汁機中，快速絞榨取汁，備用；❸ 每次取 1 包銀杏葉袋放入茶壺中。加適量芹菜汁，用沸水沖泡，加蓋燜 15 分鐘。

飲法：每日 2 次，代茶飲用，一般每袋可連續沖泡 3~5 次。當日飲完。

功效：平肝清熱，散淤降脂。

對症：適用於高血脂、冠心病、動脈硬化症。

首烏菊花茶

原料：製首烏 12 克、菊花 9 克。

製法：煎湯即可。

飲法：代茶飲用。

功效：清熱活血化淤。

對症：適用於高血脂、肥胖症、冠心病。

禁忌：大便溏瀉及濕痰較重者不宜服。

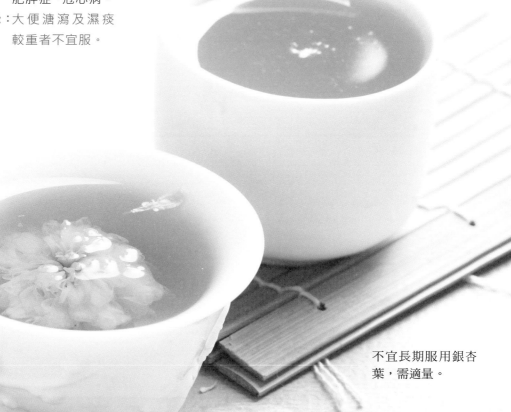

不宜長期服用銀杏葉，需適量。

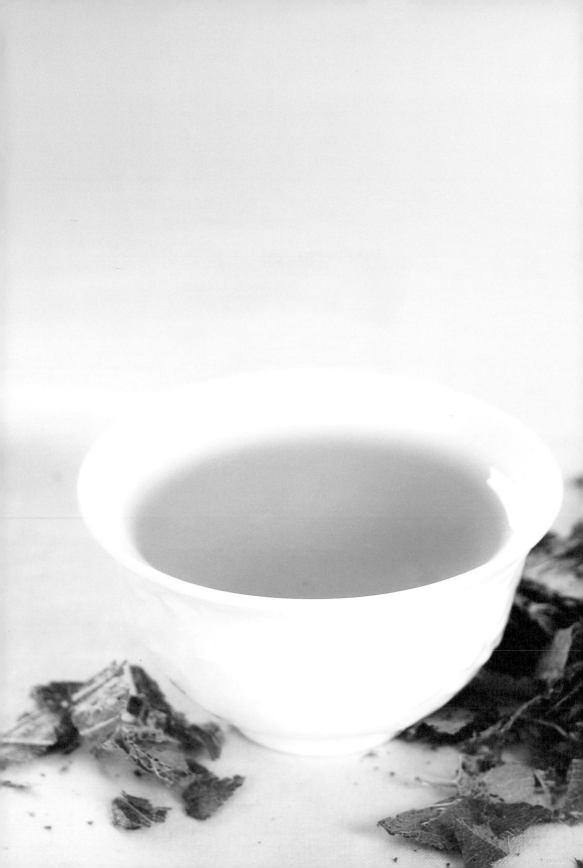

Part 6

五臟保養茶方

清心降火、
健肝養肝、
潤肺理氣、
溫腎壯陽

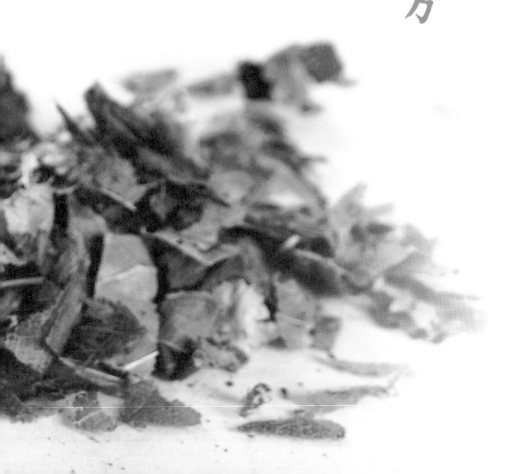

清心降火茶

清心降火茶常用的中草藥：板藍根、夏枯草、荷葉、黃柏、龍膽草、苦參、金銀花、乾薄荷葉、蒲公英等。

每日一劑，
可反復沖飲。

蒲金花茶

原料： 蒲公英 10 克、金銀花 5 克、綠茶 5 克。

製法： ❶ 將蒲公英、金銀花洗淨，放入鍋中；❷ 加適量水，用大火煎沸後小火煎 15 分鐘；❸ 連藥渣倒出，加入綠茶即成。

飲法： 代茶飲用。

功效： 清熱解毒利濕。

對症： 適用於濕熱下注型勃起功能障礙。

禁忌： 脾胃虛寒者不宜服用。

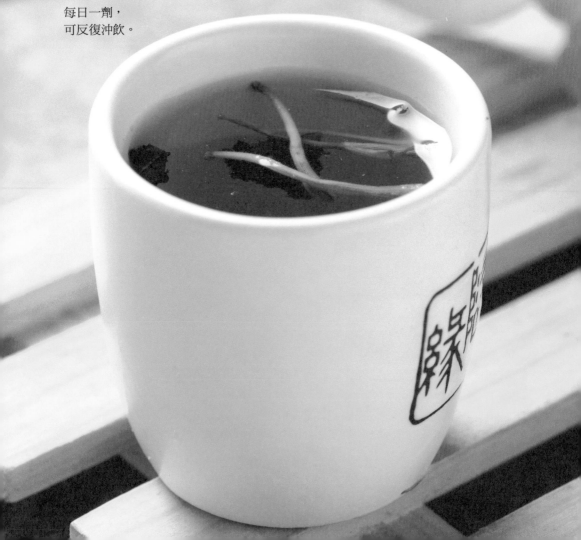

蓮心甘草茶

原料：蓮心 2 克、生甘草 3 克。

製法：❶ 將蓮心、生甘草放入茶壺中；
　　　❷ 沸水沖泡，加蓋燜 10 分鐘即可。

飲法：代茶飲用。

功效：清心火，除煩躁。

對症：適用於心火內積所致的煩躁不眠。

禁忌：清火解毒宜生用，補中緩急宜炙用。

黃連棗仁茶

原料：川黃連 2 克、酸棗仁 10 克。

製法：❶ 將酸棗仁打碎，與川黃連一起入
　　　杯中；❷ 用沸水沖泡，加蓋燜 10
　　　分鐘即成。

飲法：代茶飲用，可連續沖泡 3~5 次。

功效：清心瀉火，補心安神。

對症：適用於心火熾盛型失眠症，對伴有
　　　胃炎、舌炎者尤為適宜。

禁忌：胃虛嘔惡、脾虛泄瀉、五更泄瀉者
　　　慎服。

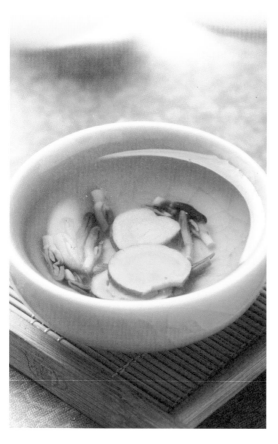

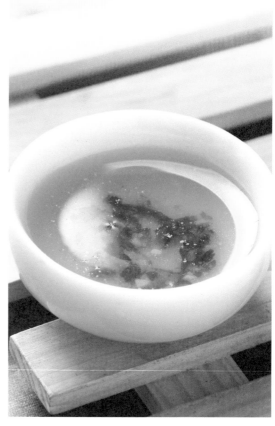

健肝養肝茶

健肝養肝茶常用的中草藥：海藻、山楂、紅棗、生薑、枸杞子、酸棗仁等。

黑豆枸杞子茶

原料：黑豆 50 克、枸杞子 30 克、紅糖 20 克。

製法：❶ 將枸杞子洗淨，與洗淨的黑豆一起入砂鍋；❷ 加足量水，浸泡 1 小時；❸ 待黑豆泡透，用大火煮沸，再用小火煮 1 小時；❹ 待黑豆酥爛，加紅糖拌勻即成。

飲法：上、下午分服。

功效：滋補肝腎，化淤降脂。

對症：適用於肝腎陰虛型脂肪肝。

禁忌：凡外邪實熱、脾虛泄瀉者忌服。

黑豆泡的時候水色加深是正常現象，如果僅洗一下就掉色或顏色深，則為假的。

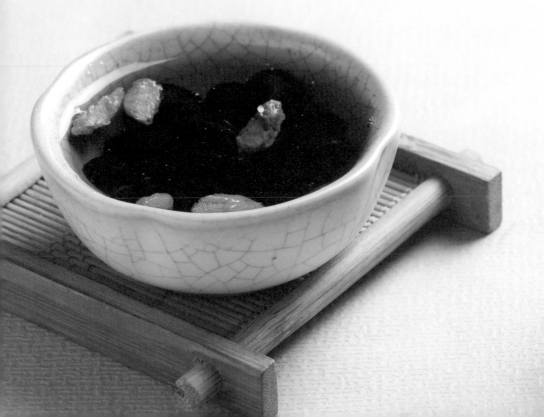

和肝茶

原料：香附 8 克、麥冬 10 克、白芍 10 克、當歸 10 克。

製法：❶ 將上述中草藥放入茶壺中；

❷ 倒入沸水，加蓋燜 15 分鐘。也可用水煎煮，取汁即可。

飲法：代茶飲用。

功效：養血益陰，和肝理氣。

禁忌：實熱病證不宜服用。

白芍茶

原料：白芍 15 克。

製法：❶ 將白芍洗淨，放入茶壺中；❷ 用沸水沖泡。

飲法：代茶飲用。

功效：養血斂陰，平抑肝陽，柔肝止痛。

禁忌：虛寒腹痛泄瀉者慎服。

白芍可治療婦科病症，最宜女性飲用。

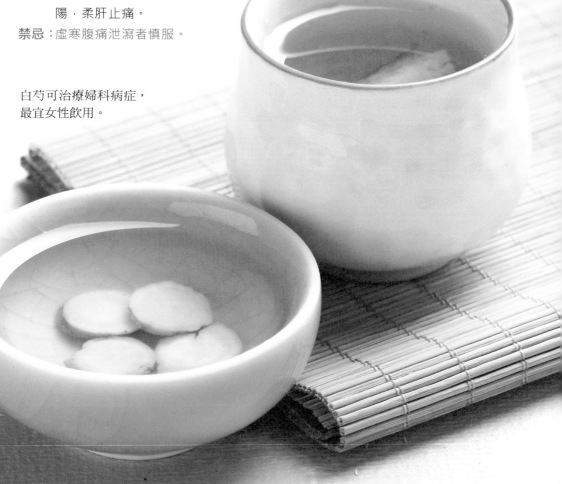

四君子茶

原料： 人參 2 克、白朮 10 克、茯苓 10 克、炙甘草 6 克。

製法： ❶ 將人參、白朮、茯苓、炙甘草洗淨，放入茶壺中；❷ 用沸水沖泡 15 分鐘，或用水煎煮，取汁。

飲法： 代茶服用。

功效： 益氣健脾。

禁忌： 血虛或實熱病證者不宜飲用。

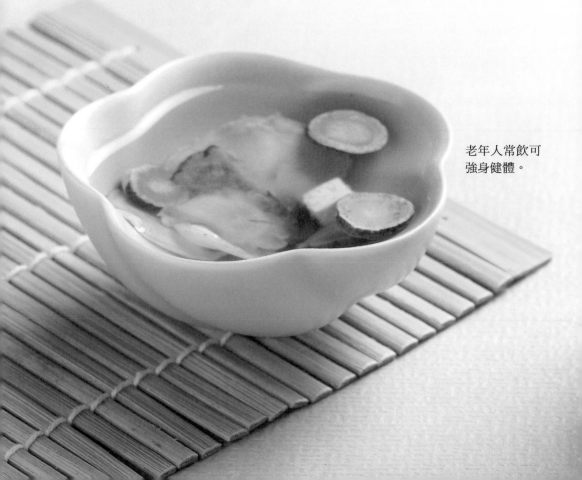

老年人常飲可強身健體。

雞內金茶

原料:雞內金 5 克。

製法:❶ 將雞內金用鐵砂拌炒至發胖焦
酥,研成極細末;
❷ 用溫開水沖服。

飲法:每日 2 次。

功效:消食化積,固精縮尿,漸消結石。

禁忌:服用期間忌食生冷、油膩、辛辣的
食物。

雞內金配伍金錢草可
運脾利水,治療結石。

太子參甘草茶

原料:太子參 15 克、烏梅 15
克、甘草 3 克。

製法:❶ 將太子參、烏梅、甘
草洗淨,一起放入茶壺
中;❷ 加沸水沖泡,加
蓋燜 15 分鐘即成。

飲法:代茶飲用。

功效:清熱解毒,補氣生津,
健胃養脾。

禁忌:表實邪盛者不宜用。

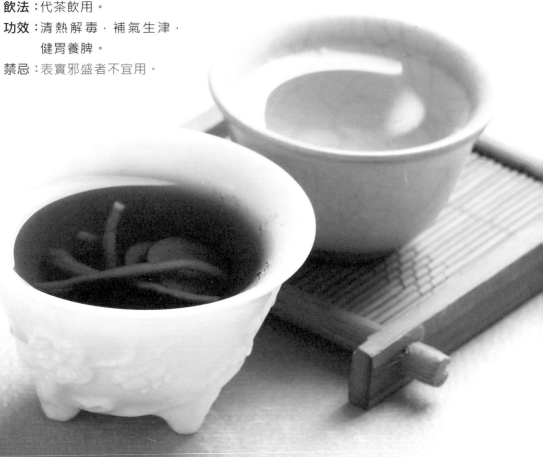

潤肺理氣茶

潤肺理氣茶常用的中草藥：
桔梗、羅漢果、桑葉等。

西洋參石斛茶

原料：西洋參 5 克、石斛 30 克。

製法：❶ 將西洋參、石斛洗淨，
放入茶壺中；❷ 加沸水沖
泡 15 分鐘即可。

飲法：代茶飲用。

功效：滋陰清胃，生津止咳。

禁忌：胃有寒濕者忌服。

可用文火將西洋
參、石斛煎煮後
飲用，效果更佳。

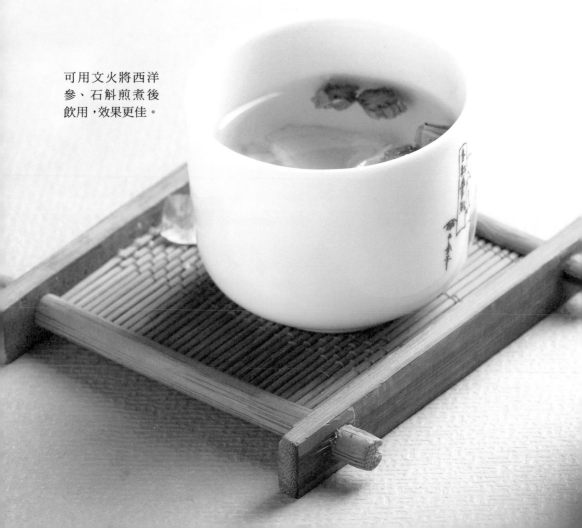

桑菊杏仁茶

原料：桑葉10克、菊花3克、杏仁5克。

製法：❶ 將桑葉、菊花、杏仁放入茶壺中；❷ 倒入沸水浸泡10分鐘即可。

飲法：代茶飲用。

功效：祛風清熱，益氣生津，止咳潤肺。

禁忌：陰虛咳嗽及大便溏洩者忌服。

柿茶

原料：柿餅5個、茶葉3克、冰糖15克。

製法：❶ 將柿餅洗淨，去蒂，放入鍋內；❷ 加水煮爛，再加入冰糖和茶葉即成。

飲法：上、下午分飲。

功效：理氣潤肺。

對症：適用於高血壓病等。

此茶可預防風熱感冒。

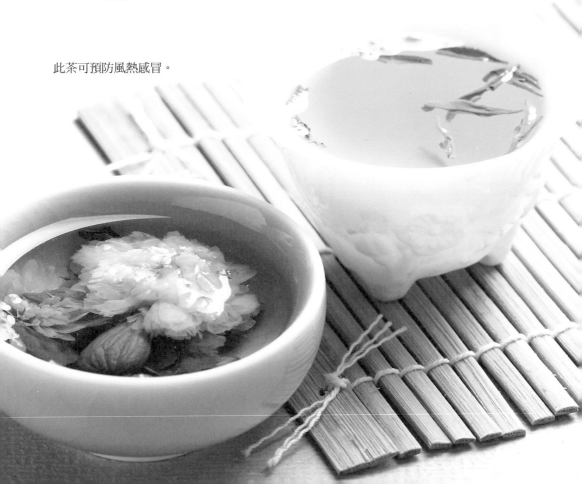

溫腎壯陽茶

溫腎壯陽茶常用的中草藥：
杜仲、五味子、鎖陽、鹿
茸、淫羊藿、沙苑子等。

鹿茸茶

原料：鹿茸 1 克。

製法：❶ 將鹿茸放入茶壺中；
　　　❷ 用溫開水沖泡。

飲法：代茶飲用。

功效：補腎助陽，益精強筋。

禁忌：陰虛陽盛者忌用。

身體健康的人不宜服用鹿茸。

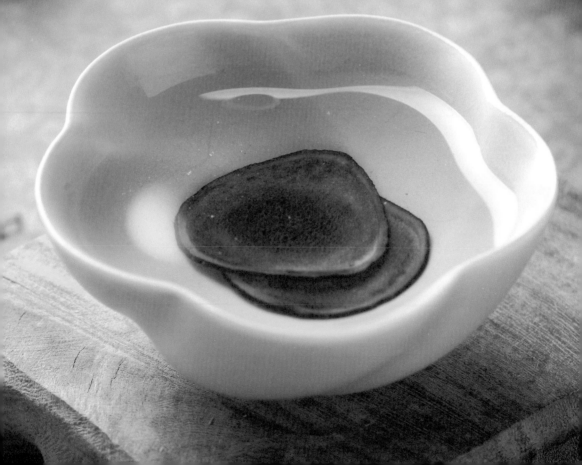

淫羊藿茶

原料：淫羊藿 20 克。

製法：❶ 將淫羊藿揀去雜質，用水漂洗；
❷ 放入水鍋裡煎煮 30 分鐘，過濾取汁。

飲法：代茶飲用。

功效：補腎助陽，抗骨質疏鬆。

禁忌：陰虛而相火易動者忌服。

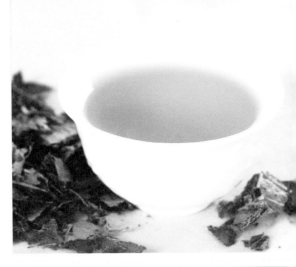

雙仁茶

原料：松子仁 15 克、花生 15 克、蜂蜜 15 克。

製法：❶ 將松子仁、花生用開水燙泡 10 分鐘；❷ 剝去皮，搗爛成糊狀；❸ 調入蜂蜜，混合均勻即成；❹ 飲用時，取 10 克左右，開水沖飲。

飲法：不拘時。

功效：益腎，固精，補血。

對症：適用於遺精、早洩等。

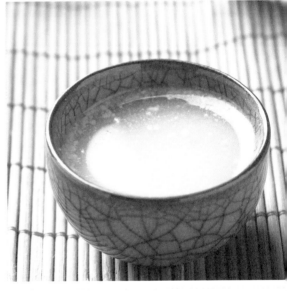

沙苑子茶

原料：沙苑子 12 克。

製法：❶ 將沙苑子洗淨，放入茶壺中；❷ 用沸水沖泡。

飲法：代茶飲用。

功效：補腎益精，養肝明目。

禁忌：實熱病證者不宜。

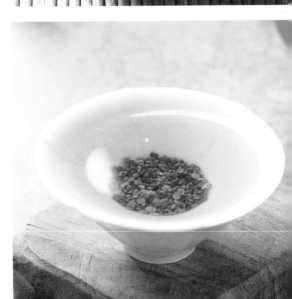

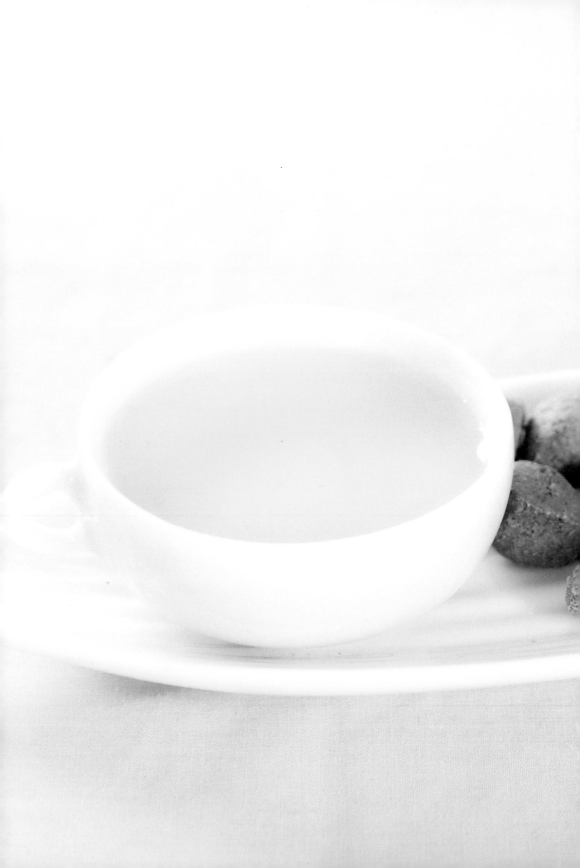

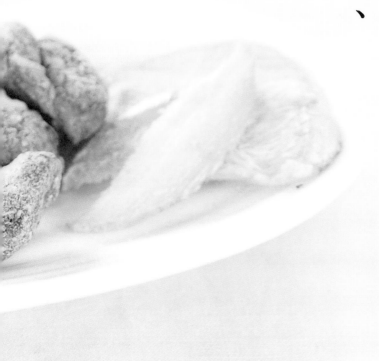

Part 7

茶館藥舖裡的私藏特效茶方

靈芝、陳皮、

絞股藍、

黃耆、

人參……

玫瑰

性溫,味甘、微苦,具有
利氣、行血、治風痺、散
疲止痛的功效。適用於婦
女月經過多,赤白帶下以
及腸炎、下痢、腸出血
等等。

三花減肥茶

原料:玫瑰花 5 克、茉莉花 5 克、玳
瑁花 5 克、川芎 5 克、荷葉 5
克。

製法:❶ 將玫瑰花、茉莉花、玳瑁
花、川芎、荷葉一起放入杯中;
❷ 用沸水沖泡,燜 15 分鐘。

飲法:每日代茶飲用。

功效:化痰除濕,減肥降脂。

對症:適用於高血脂等。

禁忌:陰虛火旺,上盛下虛及氣弱之
人忌服。

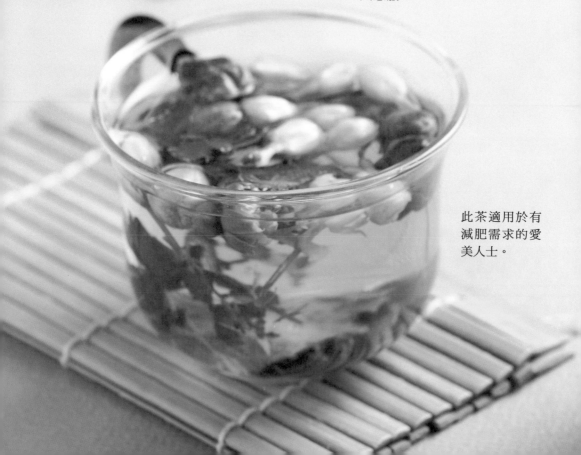

此茶適用於有
減肥需求的愛
美人士。

雙花黃連茶

原料：綠梅花3克、玫瑰花3克、黃連2克。

製法：❶ 將綠梅花、玫瑰花、黃連一起入杯中；❷ 用沸水沖泡，加蓋燜10分鐘即可。

飲法：代茶飲服，可沖泡3~5次。

功效：疏肝清火，活血安神。

對症：適用於肝鬱化火型失眠症。

禁忌：胃虛嘔惡，脾虛泄瀉，五更泄瀉慎服。

便祕者不宜飲用玫瑰花茶。

玫瑰花茶

原料：玫瑰花10克。

製法：❶ 將玫瑰花放入茶壺中；❷ 加沸水浸泡5分鐘即成。

飲法：代茶飲用。

功效：理氣解疏，和血散淤。

禁忌：不宜長期飲用。

雙花柏子仁茶

原料：綠梅花 3 克、玫瑰花 3 克、柏子仁 5 克。

製法：❶ 將綠梅花、玫瑰花、柏子仁一起入杯中；❷ 用沸水沖泡，加蓋燜 10 分鐘即可飲用。

飲法：代茶飲用，可連續沖泡 3~5 次。

功效：疏肝解鬱，活血安眠。

對症：適用於肝氣鬱結型失眠症。

禁忌：便溏及痰多者忌服。

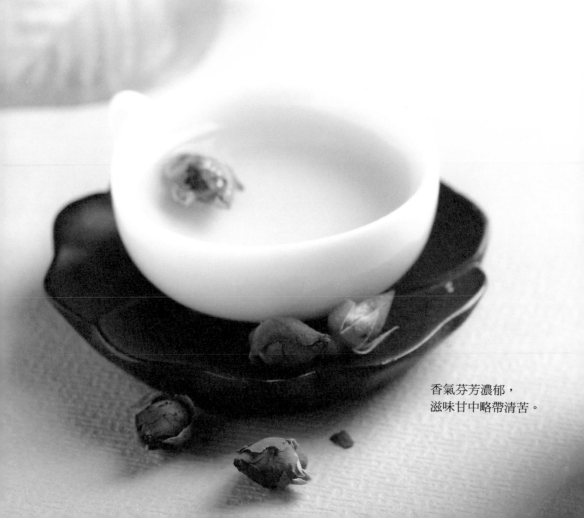

香氣芬芳濃郁，
滋味甘中略帶清苦。

玫瑰花洋參茶

原料：玫瑰花5克、西洋參
　　　　1克。

製法：❶ 以上兩味放入茶壺
　　　　中；❷ 加沸水浸泡10
　　　　分鐘即成。

功效：補虛益氣，活血化淤。

飲法：代茶飲用。

功效：補虛益氣，活血化淤。

禁忌：胃有寒濕者忌服。

玫瑰三花茶

原料：金銀花9克、玫瑰花6克、
　　　　茉莉花3克、陳皮6克、甘
　　　　草3克。

製法：❶ 以上五味放入茶壺中；
　　　　❷ 用沸水浸泡即成。

飲法：代茶飲用。

功效：疏肝理氣，活血化淤，祛毒
　　　　消斑。

禁忌：脾胃虛寒者忌服。

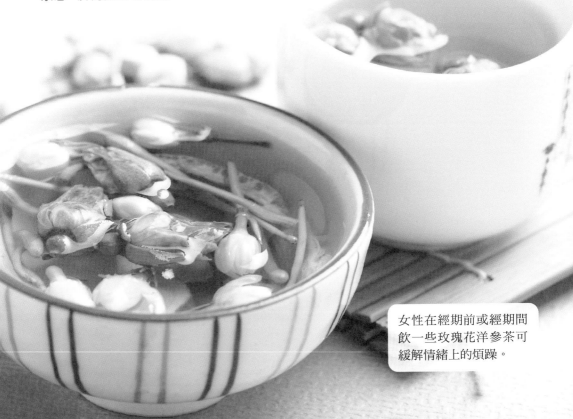

女性在經期前或經期間
飲一些玫瑰花洋參茶可
緩解情緒上的煩躁。

菊花

性微寒，味甘、苦，具有散風清熱、平肝明目的功效，適用於高血壓病、風熱感冒、頭痛眩暈、目赤腫痛等症。

綠豆菊花茶

原料：綠豆 60 克、白菊花 10 克。

製法：❶ 將綠豆去雜質，淘洗乾淨，備用；❷ 將白菊花放入紗布袋中，紮口，與淘洗乾淨的綠豆一起入砂鍋；❸ 加足量水，浸泡片刻後用大火煮沸，再改用小火煮 1 小時；❹ 待綠豆酥爛，取出菊花紗布袋即成。

飲法：代茶頻飲，當日飲完。

功效：清熱解毒，化濕降脂。

對症：適用於高血脂等。

禁忌：脾胃虛寒者忌之。

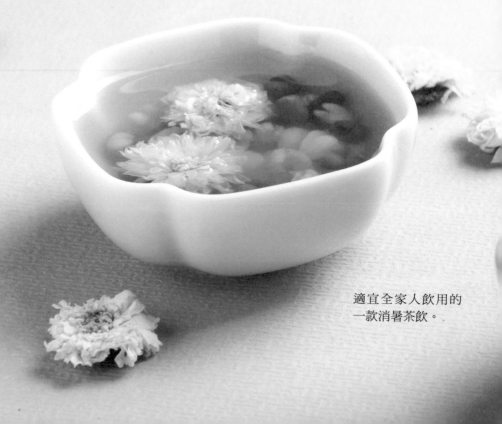

適宜全家人飲用的一款消暑茶飲。

菊花苦丁茶

原料：菊花 20 克、苦丁茶 15 克。

製法：❶ 將菊花和苦丁茶晒乾搓碎拌勻；❷ 每次取 5 克，放入茶壺中，用沸水沖泡，加蓋燜 10 分鐘即成。

飲法：代茶飲用。

功效：清熱敗毒，清肝明目，降壓降脂。

對症：適用於高血脂等。

禁忌：氣虛胃寒，食少泄瀉之病，宜少用之。

菊花茶

原料：菊花 10 克、綠茶 3 克。

製法：❶ 將菊花、綠茶放入茶壺中；❷ 用約 75℃ 的開水沖泡，10 分鐘後即可。

飲法：代茶飲用。

功效：疏散風熱，清熱生津，平肝明目。

對症：適用於高血脂等。

禁忌：氣虛胃寒，食少泄瀉之病，宜少用之。

每天泡 1 杯菊花茶，能消除眼睛疲勞。

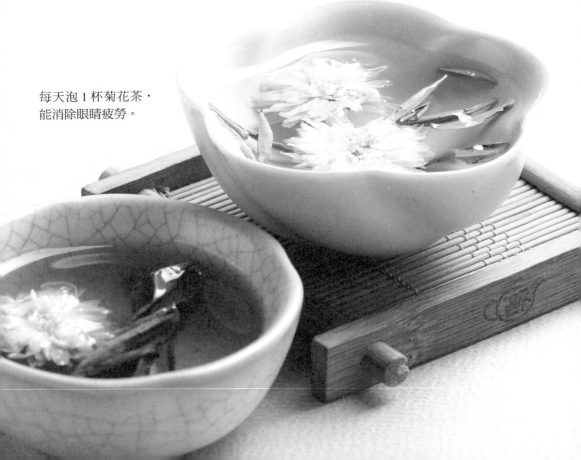

甘菊茶

原料：菊花 6 克、甘草 3 克、白糖 30 克。

製法：❶ 把菊花洗淨，去雜質，甘草洗淨，切薄片；❷ 把菊花、甘草放入鍋內，加水 300 克；❸ 把鍋置中火燒沸，再用小火煮 15 分鐘，過濾，去渣，留汁；❹ 加入白糖拌勻即成。

飲法：代茶飲用。

功效：滋補心肝，理氣明目。

對症：適用於心肝失調之冠心病。

禁忌：氣虛胃寒，食少泄瀉之病，宜少用之。

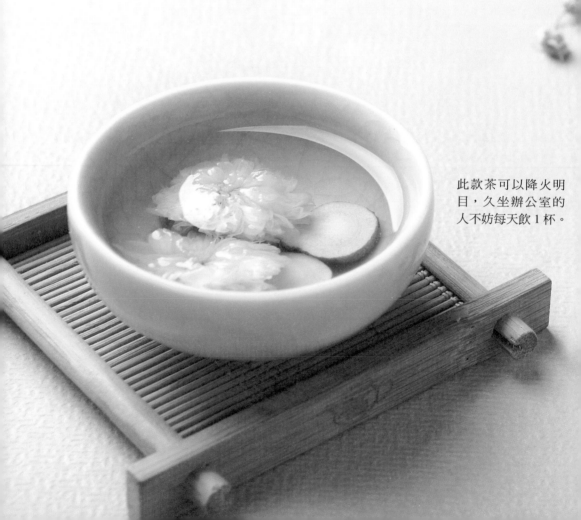

此款茶可以降火明目，久坐辦公室的人不妨每天飲 1 杯。

槐菊茶

原料：菊花 3 克、槐花 3 克、綠茶 3 克。

製法：❶ 將以上三味放入茶壺中；❷ 用沸水沖泡即成。

飲法：代茶飲之，每日數次。

功效：降脂，平肝潛陽。

對症：適用於高血脂等。

禁忌：氣虛胃寒，食少泄瀉之病，宜少用之。

桑菊茶

原料：桑葉 6 克、野菊花 5 克。

製法：❶ 將桑葉研成粗末，與野菊花一起放入茶壺中；❷ 加入沸水沖泡，加蓋燜 15 分鐘。

飲法：代茶飲用，可沖泡 3~5 次。

功效：平肝明目，清肝瀉火。

對症：適用於肝陽上亢、肝火亢盛之高血壓病。

禁忌：氣虛胃寒，食少泄瀉之病，宜少用之。

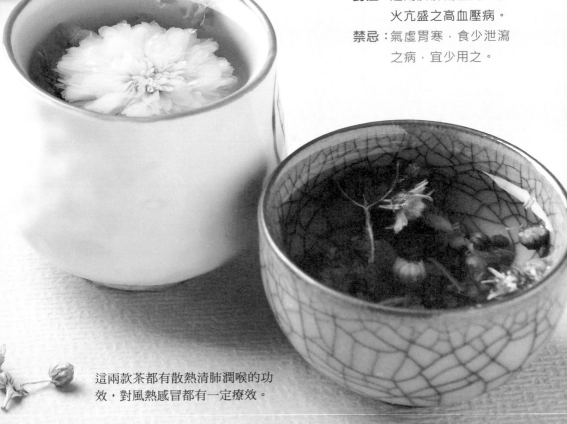

這兩款茶都有散熱清肺潤喉的功效，對風熱感冒都有一定療效。

枸杞子

性平,味甘,具有滋腎、潤肺、補肝、明目等功效,適用於高血壓病、虛勞發熱、口渴、目赤、白內障、青光眼、夜盲症、白帶過多、熱毒瘡腫等。

海藻枸杞子茶

原料:乾品海藻 6 克、枸杞子 30 克。

製法:❶ 將乾品海藻揀去雜質,切成 1 公分長的小段,放在潔淨紗布袋中;❷ 將布袋紮口,掛線,與洗淨的枸杞子一一放入大杯中;❸ 用剛煮沸的水沖泡,加蓋燜 15 分鐘即成。

飲法:代茶飲用,可連續沖泡 3~5 次。

功效:滋補肝腎,養血生津。

對症:適用於肝腎陰虛或精血不足而引起的頭昏目眩、腰膝酸軟、陽痿早洩、遺精、白帶過多及糖尿病等。

禁忌:脾胃虛寒蘊濕者忌服。

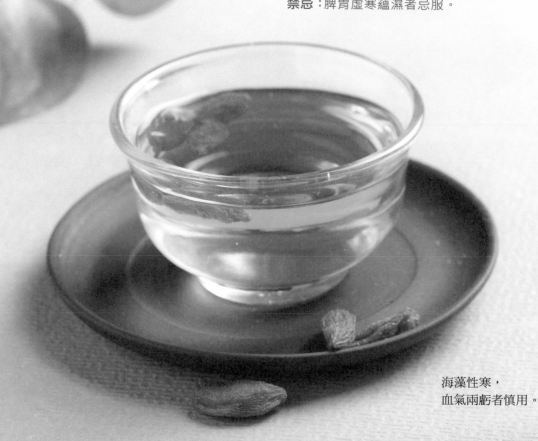

海藻性寒,
血氣兩虧者慎用。

枸杞子黃連茶

原料：枸杞子 15 克、黃連 3 克。

製法：❶ 將枸杞子、黃連一起入杯中；

❷ 用沸水沖泡，加蓋燜 10 分鐘即成。

飲法：代茶飲用。

功效：滋陰降火，寧心安神。

對症：適用於陰虛火旺型失眠症。

禁忌：胃虛嘔惡、脾虛泄瀉、五更泄瀉者慎服。

枸杞子糖茶

原料：枸杞子 30 克、紅糖 30 克。

製法：❶ 將枸杞子洗淨，晒乾或烘乾，與紅糖拌和均勻，一分為二，裝入綿紙袋中，折口備用；❷ 飲用時取 1 袋，放入茶壺中，用沸水沖泡，加蓋燜 15 分鐘即可飲用。

飲法：代茶飲用，每日 2 次。

功效：益氣養血，補養肝腎。

對症：適用於血虛萎黃，虛勞精虧，腰膝酸痛，眩暈耳鳴，內熱消渴，目昏不明。

禁忌：凡外邪實熱、脾虛泄瀉者忌服。

枸杞子糖茶每次不須飲盡，飲用 2 ／ 3，再加沸水沖泡。

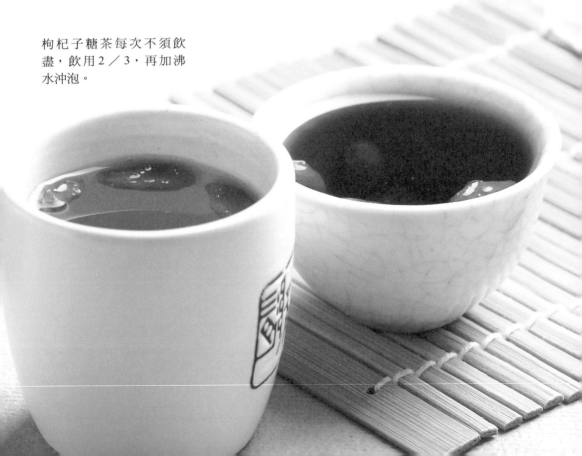

枸杞子薯蕷茶

原料：山藥 200 克、枸杞子 30 克。

製法：❶ 將山藥和枸杞子洗淨放入鍋中；❷ 加水 1,000 克，大火
　　　　煮沸後，再用小火煎煮 20 分鐘即成。

飲法：代茶飲用，2 日 1 劑。

功效：滋補腎陰，澀精止瀉。

對症：適用於陰虛火旺所致早洩等。

禁忌：濕盛中滿或有積滯、有實邪者忌服。

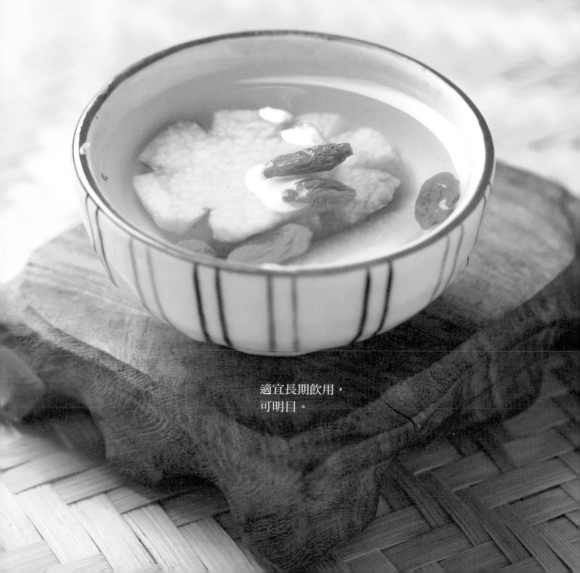

適宜長期飲用，
可明目。

枸杞子女貞茶

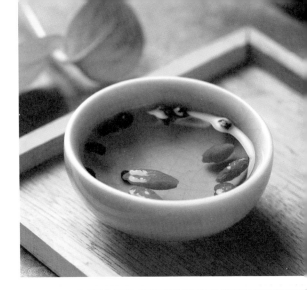

原料：枸杞子 30 克、女貞子 30 克。

製法：❶ 將枸杞子、女貞子洗淨，放入茶壺中；❷ 用沸水沖泡，加蓋燜 15 分鐘。

飲法：代茶飲用，可連續沖泡 3~5 次，當日飲完。

功效：滋補肝腎，散淤降脂。

禁忌：脾胃虛寒泄瀉及陽虛者忌服。

紫菜枸杞子茶

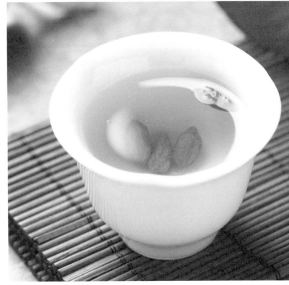

原料：紫菜 6 克、枸杞子 30 克。

製法：❶ 將乾品紫菜揀去雜質，一分為二，裝入綿紙袋中，將紙袋封口、掛線，備用；❷ 枸杞子洗淨，晒乾或烘乾，分作兩份待用；❸ 飲用時取 1 袋紫菜，放入茶壺中，加 15 克枸杞子，用剛煮沸的開水沖泡，加蓋燜 15 分鐘即可，每袋可連續沖泡 3~5 次。

飲法：沖茶飲用，每日 2 次。

功效：補益肝腎，養血和血。

對症：適用於貧血患者。

禁忌：凡外邪實熱、脾虛泄瀉者忌服。

枸杞子洋參茶

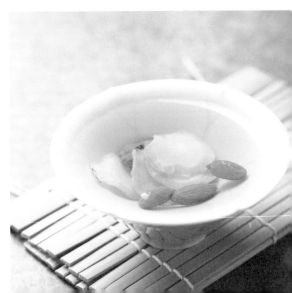

原料：枸杞子 4 克、西洋參 2 克、冰糖 6 克。

製法：❶ 將西洋參切片，枸杞子洗淨去雜質，冰糖打碎；❷ 將西洋參、枸杞子、冰糖放入鍋內；❸ 加水 400 毫升，煎煮 20 分鐘即成。

飲法：每日 2 次，每次飲用 100 毫升。

功效：滋陰補腎。

禁忌：凡外邪實熱、脾虛泄瀉者忌服。

桂圓

性平,味甘,具有開胃益脾、養血安神、壯陽益氣、補虛長智等功效,適用於思慮過度及心脾血虛引起的驚悸怔忡、失眠健忘、食少體倦、脾虛氣弱、便血崩漏、氣血不足、貧血等症。

桂圓蓮子茶

原料:桂圓肉 20 克、蓮子 30 克。

製法:❶ 將桂圓肉、蓮子洗淨,一起放入砂鍋中;❷ 加水煮湯後即可。

飲法:代茶飲服,每日 3 次。

功效:養血、安神、健脾。

對症:適用於心脾兩虛和氣血雙虧之驚悸、失眠健忘,以及脾虛胃弱所致的消化不良和泄瀉。

禁忌:脘腹脹滿及大便燥結者忌服。

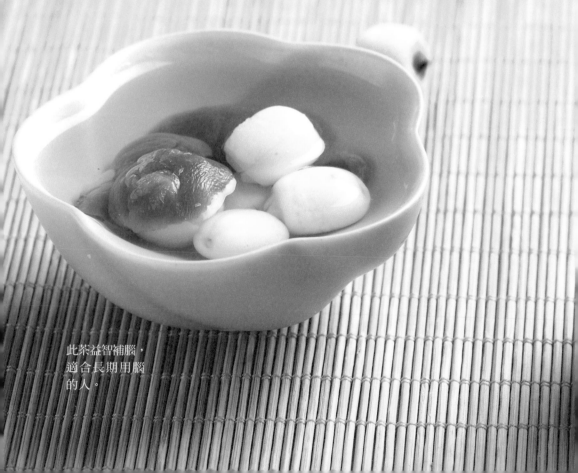

此茶益智補腦,適合長期用腦的人。

桂圓肉洋參茶

原料：桂圓肉 30 克、西洋參 3 克。

製法：❶ 將桂圓肉、西洋參放入保溫杯中；❷ 用沸水沖泡，加蓋燜 20 分鐘即成。

飲法：代茶飲用，桂圓肉、西洋參可同時嚼食。

功效：益氣養陰，補血。

對症：適用於再生不良性貧血、慢性消耗性疾病、慢性肝炎、慢性腎炎、阿狄森氏病、惡性腫瘤等引起的過度虛弱及津液耗損等。

禁忌：中陽衰微，胃有寒濕者忌服。

桂圓茶

原料：桂圓肉 5~10 枚。

製法：❶ 將桂圓肉放碗中；❷ 隔水蒸熟，再用沸水沖泡。

飲法：代茶飲用。

功效：補氣血，益心脾。

對症：適用於失眠症。

禁忌：內有痰火及濕滯停飲者忌服。

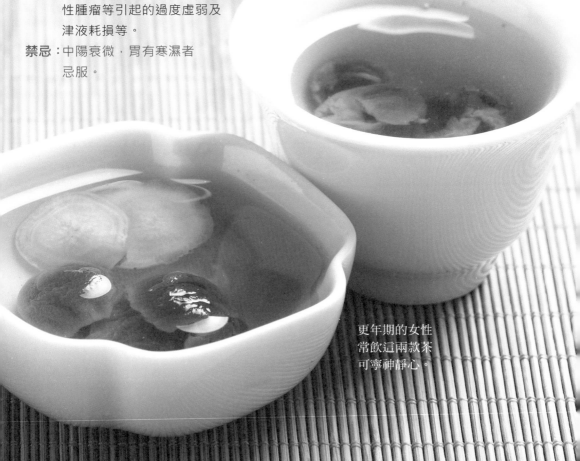

更年期的女性
常飲這兩款茶
可寧神靜心。

桂圓洋參川連茶

原料：桂圓肉 15 克、西洋參 2 克、川黃連 3
克。

製法：❶ 將桂圓肉洗淨，與西洋參片、川黃連
一起放入盆內；❷ 加入適量水，置沸水
鍋中蒸 40 分鐘即成。

飲法：代茶飲用，可沖泡 3~5 次。

功效：滋陰平肝，清瀉心火。

對症：適用於陰虛火旺型失眠症，對伴有高血壓
病、舌炎、煩躁者尤為適宜。

禁忌：胃虛嘔惡、脾虛泄瀉、五更泄瀉者慎服。

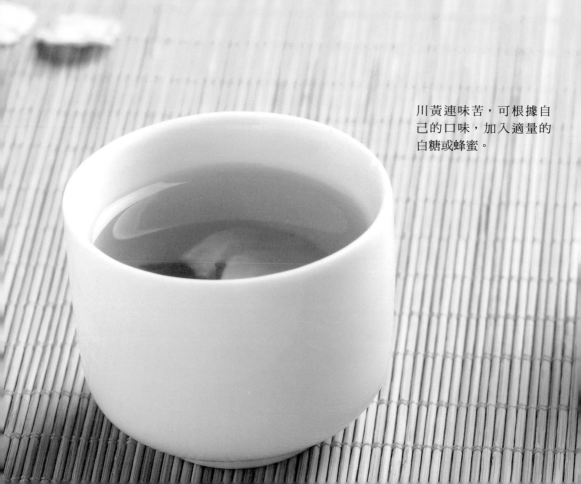

川黃連味苦，可根據自
己的口味，加入適量的
白糖或蜂蜜。

太子參紅棗桂圓茶

原料：太子參 15 克、紅棗 10 枚、桂圓肉 20 克、紅糖 15 克。

製法：❶ 將太子參、紅棗、桂圓肉洗淨，入鍋；❷ 加適量水，大火煮沸，改小火煎煮 30 分鐘；❸ 去太子參，加入紅糖，待糖化即成。

飲法：早晚分服。

功效：益氣養陰，補血。

對症：適用於貧血，脾虛體倦，食慾不振，病後虛弱，氣陰不足，自汗口渴，肺燥乾咳。

禁忌：內有痰火及濕滯停飲者忌服。

桂圓枸杞子茶

原料：桂圓肉 10 克、枸杞子 15 克。

製法：❶ 將桂圓肉、枸杞子分別洗淨，放入瓷碗中；❷ 隔水蒸熟，取出，放入茶壺中；❸ 用沸水沖泡，加蓋燜 10 分鐘即成。

飲法：代茶飲用，可連續沖泡 3~5 次，當日飲完。

功效：滋養肝腎，生血補血。

對症：適用於心脾兩虛，氣血雙虧之驚悸，失眠，健忘，食少倦怠及婦女崩漏出血。

禁忌：素有痰火及濕滯停飲者應慎服。

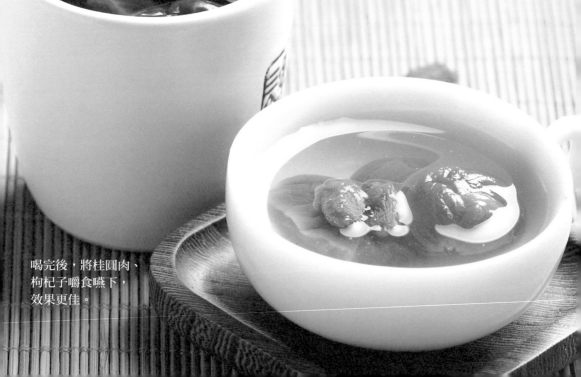

喝完後，將桂圓肉、枸杞子嚼食嚥下，效果更佳。

靈芝

性溫,味淡、微苦,具有養心安神、益氣補血、健脾養胃、止咳化痰等功效,適用於高血壓、冠心病、心律不整、神經衰弱、失眠症、慢性支氣管炎、慢性肝炎、腎炎、哮喘、白血球減少症及風濕性關節炎等。

參葉靈芝茶

原料:人參葉 6 克、靈芝 5 克。

製法:❶ 將人參葉與靈芝一起研成粗末,放入有蓋的杯中; ❷ 用沸水沖泡,加蓋燜 10 分鐘即成。

飲法:代茶飲用,可沖泡 3~5 次。

功效:補益心脾,寧心安神。

對症:適用於心脾兩虛型失眠症。

禁忌:陰虛內熱和腹脹滿者不宜長期單用。

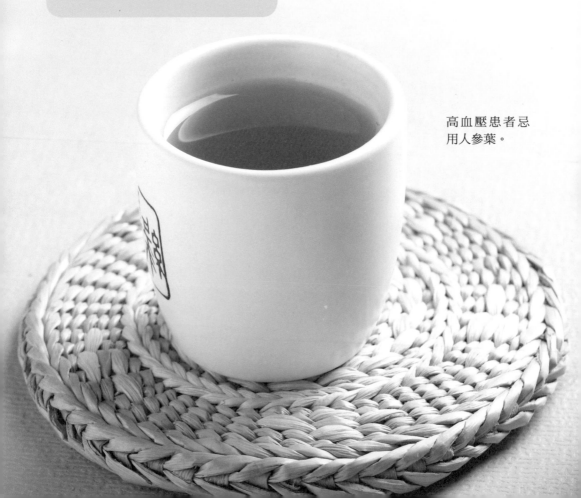

高血壓患者忌用人參葉。

西洋參靈芝茶

原料：西洋參 2 克、靈芝 15 克、蜂
　　　蜜適量。

製法：❶ 將西洋參、靈芝洗淨，一
　　　起放入茶壺中；**❷** 加沸水沖
　　　泡 10 分鐘，調入蜂蜜即可。

飲法：代茶飲服，每日 1~2 次。

功效：益氣養陰，扶正抗癌。

禁忌：中陽衰微，胃有寒濕者忌服。

靈芝茶

原料：靈芝 10 克。

製法：❶ 將靈芝洗淨切成薄片，
　　　放入茶壺中；**❷** 沸水沖
　　　泡，加蓋燜 20 分鐘。

飲法：代茶飲用。

功效：養心安神，補氣益血。

對症：適用於失眠症。

靈芝味甘苦，飲用時可以
加蜂蜜調和一下。

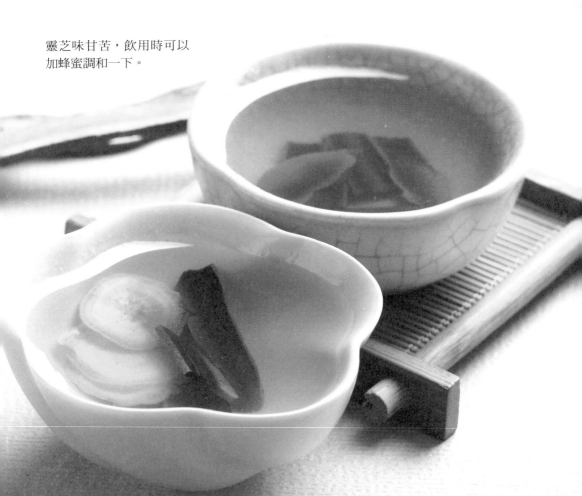

陳皮

性溫，味辛、苦，具有行氣健脾、降逆止嘔、調中開胃、燥濕化痰的功效。

陳皮竹葉茶

原料：陳皮 10 克、鮮竹葉 20 片、白糖適量。

製法：❶ 將陳皮、鮮竹葉洗淨後加水煎煮沸；❷ 去渣取汁，加白糖調味後即成。

飲法：代茶飲用。

功效：利水消腫。

對症：適用於脂肪肝。

禁忌：氣虛及陰虛燥咳者不宜飲用。

脾虛水腫的肥胖症患者可常飲此茶。

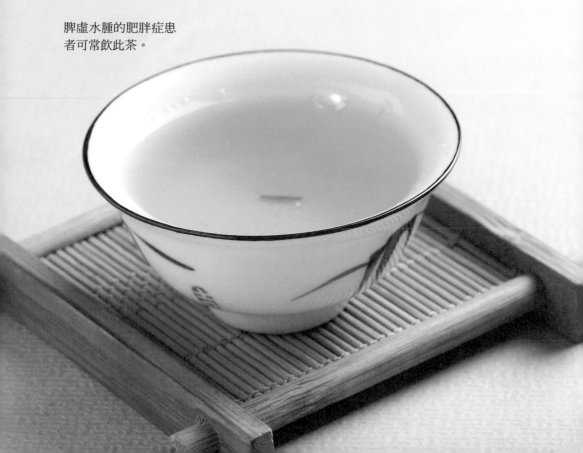

陳皮茴香茶

原料：陳皮 30 克、炒小茴香 9 克。

製法：❶ 將陳皮和炒好的小茴香一起放入鍋內；❷ 加入適量的水煮沸後即成。

飲法：代茶飲用，每日 1 劑。

功效：理氣解鬱，健脾和胃。

對症：適用於糖尿病。

禁忌：氣虛及陰虛燥咳者不宜。

丁香陳皮茶

原料：丁香 3 克、陳皮 3 克、蜂蜜適量。

製法：❶ 將丁香、陳皮去雜質煎好；❷ 去渣留汁，加入蜂蜜攪勻。

飲法：代茶飲用。

功效：溫胃止吐。

對症：適用於腎虛型勃起功能障礙等。

禁忌：氣虛及陰虛燥咳者不宜。

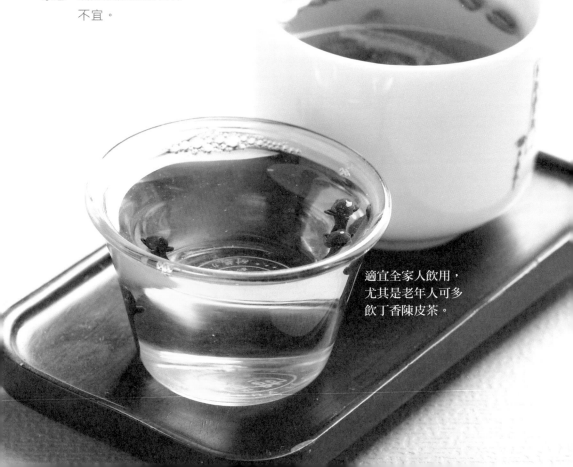

適宜全家人飲用，尤其是老年人可多飲丁香陳皮茶。

山楂荷葉陳皮茶

原料：茶葉2克、鮮荷葉1張、生山楂10
克、陳皮5克。

製法：❶ 將鮮荷葉切成細絲、晾乾，和其餘
各味一起放入茶壺中；**❷** 加沸水沖
泡，加蓋燜15分鐘即成。

飲法：代茶飲用。每日1劑。

功效：消食降脂降壓。

禁忌：凡上焦邪盛，治宜清降者，切不可用。

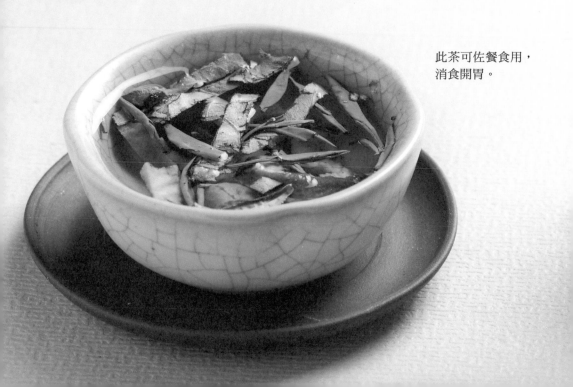

此茶可佐餐食用，
消食開胃。

紅花陳皮茶

原料：紅花（乾品）2 克、陳皮 6 克。

製法：❶ 將紅花洗淨後晒乾或烘乾，備用；❷ 將紅花、陳皮一起放入大杯中，用沸水沖泡，加蓋燜 15 分鐘即可。

飲法：代茶飲用，可連續沖泡 3~5 次，當日飲完。

功效：消食導滯，消淤降脂。

禁忌：孕婦慎用。

陳皮青皮茶

原料：陳皮 20 克、青皮 15 克、白糖 10 克。

製法：❶ 將陳皮、青皮洗淨，切成小塊，放入容器內；❷ 用開水浸泡，待入味，加白糖拌勻即成。

飲法：上、下午分服。

功效：舒肝解鬱，消暑順氣。

對症：適用於肝鬱氣滯型脂肪肝。

禁忌：氣虛及陰虛燥咳者不宜。

陳皮與青皮雖同為一種植物，但功效有別，不可相互代用。

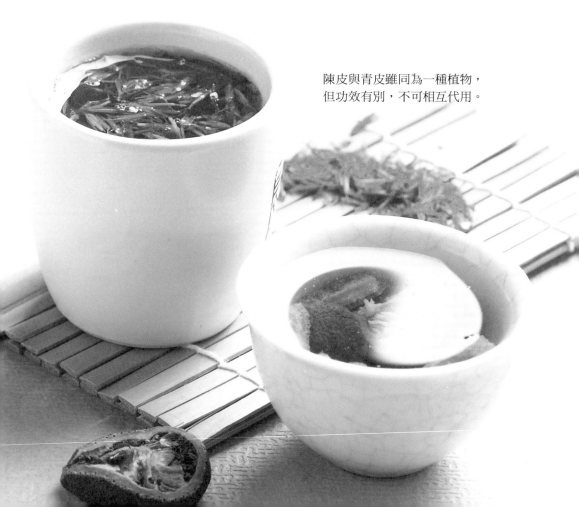

羅漢果

性涼，味甘，具有清熱涼血、化痰止渴、潤肺滋腸的功效，適用於胃熱便祕、感冒、咳嗽多痰、慢性喉炎、慢性支氣管炎等症。

羅漢果茶

原料：羅漢果 1 枚、綠茶適量。

製法：❶ 將羅漢果果殼敲碎，取出果瓤，切碎放入茶壺中；❷ 加入綠茶，加沸水沖泡 10 分鐘。

飲法：代茶飲用。

功效：清肺止咳，潤腸通便。

禁忌：體質虛寒者應慎用。

菊花羅漢果茶

原料：菊花 6 克、羅漢果 6 克、普洱茶 6 克。

製法：❶ 將以上三味共研成粗末，用紗布袋（最好是濾泡紙袋）分裝；❷ 飲用時取 1 袋，以沸水沖泡。

飲法：不拘時，代茶飲用。

功效：降壓，消脂，減肥。

對症：適用於高血壓病。

禁忌：體質虛寒者應慎用。

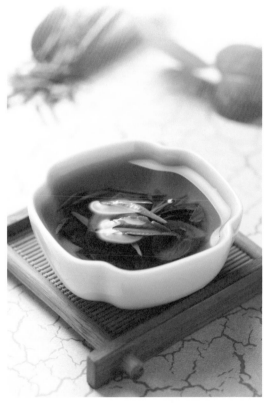

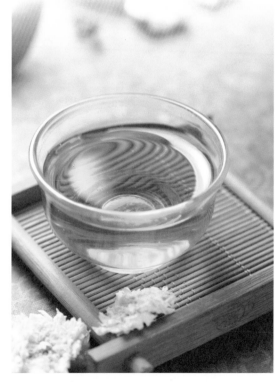

益母草

性涼，味辛、苦，具有活血、化淤、調經、消水的功效，適用於月經失調、胎漏難產、胞衣不下、產後血暈、淤血腹痛、崩中漏下、尿血、瀉血、癥腫瘡瘍等。

人參益母草茶

原料：人參 3 克、益母草 30 克、綠茶 1 克。

製法：❶ 將人參放進砂鍋，小火煎 60 分鐘，取頭汁；❷ 再用小火水煎 60 分鐘，取第 2 次汁液；❸ 再用小火水煎 60 分鐘，取第 3 次汁液；❹ 將三次汁液合併；❺ 將益母草洗淨，加綠茶，放入茶壺中；❻ 用剛沸的開水沖泡，蓋燜 5 分鐘後即成。

飲法：服飲時，將人參汁調入茶中混勻飲用。

功效：大補氣血，活血調經，袪濕散淤。

禁忌：人參是體質壯實之體，兒童、孕婦等均應慎用人參。

山楂益母草茶

原料：山楂 30 克、益母草 10 克、茶葉 5 克。

製法：❶ 將上三味放入茶壺中；❷ 用沸水沖沏。

飲法：代茶飲服，每日飲用。

功效：清熱化痰，活血降脂，通脈。

對症：適用於冠心病。

禁忌：陰虛血少者忌服。

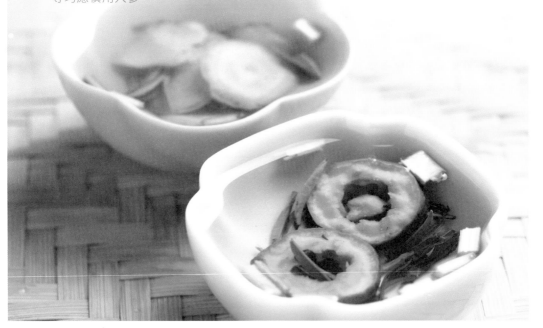

絞股藍

性寒，味苦，具有消炎解毒、止咳化痰、清熱潤燥等功效。

絞股藍決明槐花茶

原料：絞股藍 15 克、決明子 30 克、槐花 10 克、蜂蜜適量。

製法：❶ 將絞股藍、決明子、槐花分別揀雜，絞股藍切碎、決明子敲碎，與槐花一起入砂鍋；❷ 加水煎煮 30 分鐘，過濾，去渣取汁，加入少許蜂蜜，拌勻即成。

飲法：早晚 2 次分服。

功效：益氣補脾，清肝降濁，化痰降脂。

對症：適用於高血脂。

禁忌：脾胃虛寒者慎服。

此茶亦適用於脾氣虛弱型脂肪肝。

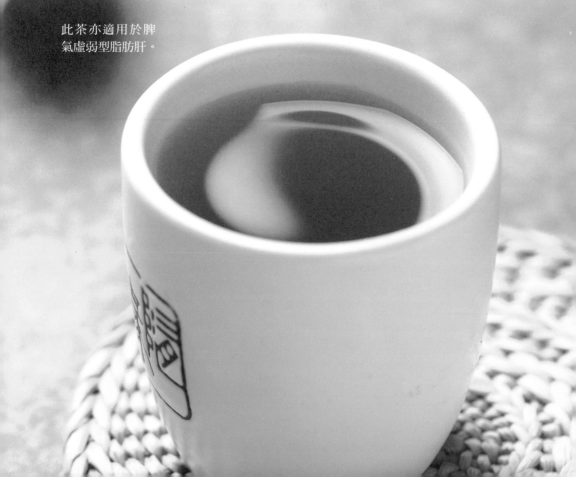

絞股藍枸杞子茶

原料：絞股藍 15 克、枸杞子 15 克。

製法：❶ 將絞股藍、枸杞子洗淨，放入茶
壺中；❷ 用沸水沖泡，加蓋燜 15
分鐘即成。

飲法：代茶飲用，一般可連續沖泡 3~5
次。

功效：滋補肝腎，降糖降壓。

禁忌：凡外邪實熱、脾虛泄瀉者忌服。

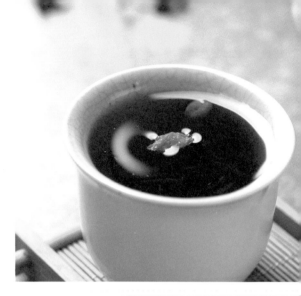

絞股藍銀杏葉茶

原料：絞股藍 10 克、銀杏葉 12 克。

製法：❶ 將絞股藍、銀杏葉分別洗淨，
晒乾或烘乾，共研為細末，一分為
二，裝入綿紙袋中，封口掛線，備
用；❷ 飲用時取 1 袋用沸水沖泡
即可。

飲法：每袋可沖泡 3~5 次。每日 2 次，
沖泡代茶飲用。

功效：降脂活血。

對症：適用於脂肪肝等。

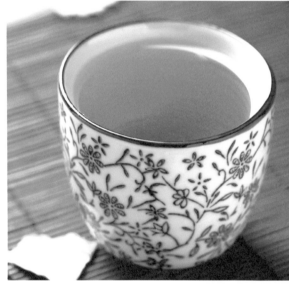

絞股藍山楂茶

原料：絞股藍 15 克、山楂 30 克。

製法：❶ 將絞股藍、山楂分別洗淨，切碎
後一起入砂鍋；❷ 加水煎煮 30 分
鐘，過濾取汁即成。

飲法：代茶飲用，可連續沖泡 3~5 次，當
日飲完。

功效：化痰導滯，活血降脂。

禁忌：脾胃虛弱者慎服。

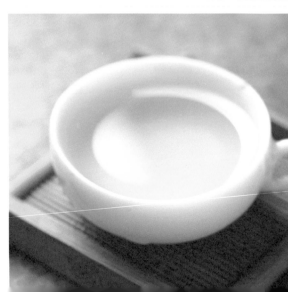

胖大海

清熱、潤肺、利咽、解毒，有緩和的瀉下作用。

胖大海茶

原料：胖大海 2 枚。

製法：❶ 將胖大海洗淨，放入茶壺中；
❷ 倒入沸水浸泡 15 分鐘。

飲法：代茶飲用。

功效：清肺熱，利咽喉。

禁忌：脾胃虛寒體質、風寒感冒引起的咳嗽、咽喉腫痛者不宜服用。

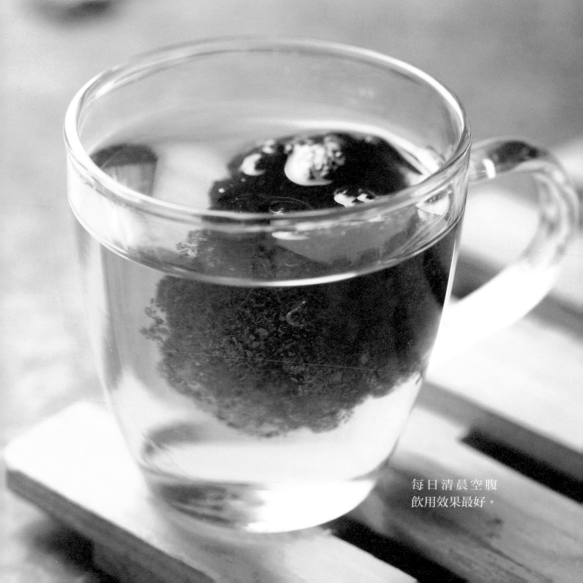

每日清晨空腹
飲用效果最好。

肉桂

性熱,味甘、辛,具有溫中散寒、健脾暖胃、通利血脈的功效,適用於冠心病屬陽虛、寒凝、血淤者。

山楂肉桂茶

原料:山楂 10 克、肉桂 3 克、紅糖適量。

製法:❶ 將山楂、肉桂洗淨,放入茶壺中;**❷** 加沸水浸泡取汁,可調入適量紅糖。

飲法:代茶飲用。

功效:溫中暖胃,散寒消積,活血化淤。

禁忌:陰虛火旺者不宜。

肉桂紅棗冰糖茶

原料:肉桂 2 克、紅棗 10 枚、冰糖 15 克、花生 30 克。

製法:❶ 將花生煮爛;**❷** 再加入肉桂、冰糖、紅棗同煮 10 分鐘即成。

飲法:上、下午分服。

功效:溫補脾腎,養血安神。

對症:適用於腎陽不足型失眠症,對伴有腎陽虛弱、胃痛腹瀉者尤為適宜。

禁忌:陰虛火旺忌服,孕婦慎服。

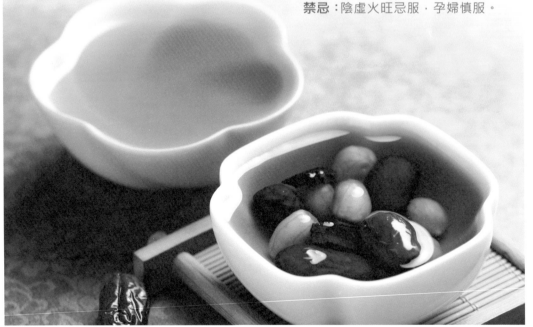

黃耆

性微溫，味甘，具溫運升發脾陽之性，有補氣昇陽、益衛固表之功，為治氣虛倦怠、中氣下陷之要藥。又能溫煦氣血，托毒生肌，用於瘡瘍內陷、膿熟不潰或潰久不斂之症，且能益氣利水而退腫。

黃耆火麻仁蜂蜜茶

原料：蜜炙黃耆 20 克、生火麻仁 10 克、蜂蜜 15 克。

製法：❶ 將生火麻仁打碎，再與蜜炙黃耆一起入鍋；❷ 加水煎煮半小時，去渣取濃汁，兌入蜂蜜，調勻即成。

飲法：早晚空腹分服。

功效：補氣潤腸通便。

對症：適用於便祕等。

禁忌：糖尿病患者忌服。

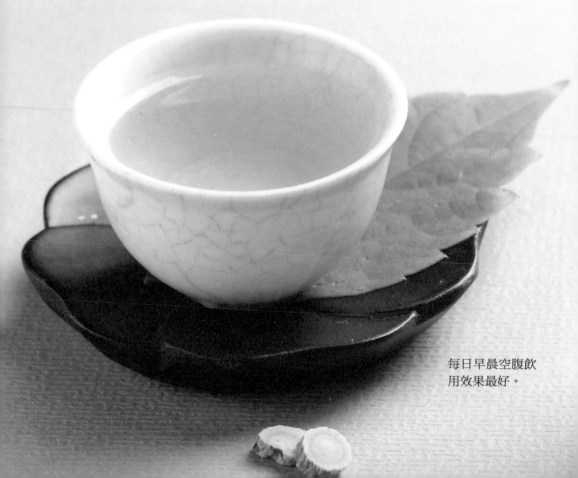

每日早晨空腹飲用效果最好。

黃耆芝麻奶茶

原料：黃耆 20 克、黑芝麻 60
　　　克、蜂蜜 60 克、鮮牛奶
　　　200 克。

製法：❶ 黃耆、黑芝麻烘乾研成
　　　粉末；❷ 與牛奶、蜂蜜配
　　　成飲料。

飲法：早晚空腹服下。黃耆分 2
　　　次用，每次 10 克。

功效：補氣滋陰通便。

對症：適用於便祕等。

禁忌：實證及陰虛陽盛者忌服。

黃耆蜜茶

原料：黃耆 20 克、蜂蜜 30 克。

製法：❶ 將洗淨的黃耆放入鍋
　　　中；❷ 加適量水，煎煮
　　　30 分鐘，去渣取汁，待藥
　　　汁轉溫後加入蜂蜜，調勻
　　　即成。

飲法：上、下午分服。

功效：益氣潤腸。

對症：適用於便祕等。

禁忌：實證及陰虛陽盛者忌服。

早晚各飲 1 次即可，
無需多飲。

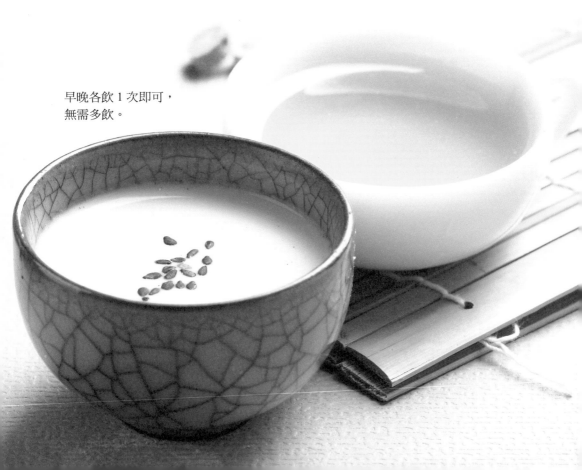

人參

性微溫，味甘、苦，大補元氣，安精神，止驚悸，除邪氣，明目，開心益智，補中，緩中，止渴生津液，主治一切虛證，有扶正祛邪、延年益壽之功。

人參核桃枸杞子茶

原料：人參3克、核桃仁10克、枸杞子10克。

製法：❶ 將人參、核桃仁、枸杞子分別洗淨，一起放入杯中；❷ 加沸水沖泡即可。

飲法：代茶飲用。

功效：益氣固腎。

禁忌：喘咳黃痰或大便稀爛時不宜食用。

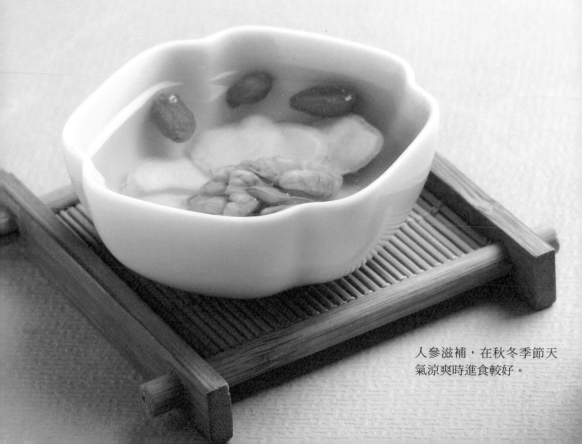

人參滋補，在秋冬季節天氣涼爽時進食較好。

人參茶

原料：人參 3 克。

製法：❶ 將人參洗淨，晾乾，切成薄片；❷ 放入保溫杯內，用沸水燜泡 30 分鐘。

飲法：空腹時飲用，飲完後加水再泡。

功效：大補元氣，防老抗癌。

對症：適用於早洩。

禁忌：陰虛內熱和腹脹滿者不宜長期單用。

蘇子人參茶

原料：蘇子 15~20 克、人參 2 克。

製法：❶ 將蘇子水煎汁 1 碗，人參另燉；❷ 將兩者混合即可。

飲法：代茶飲用。

功效：滋陰益氣。

禁忌：喘咳黃痰或大便稀爛時不宜食用。

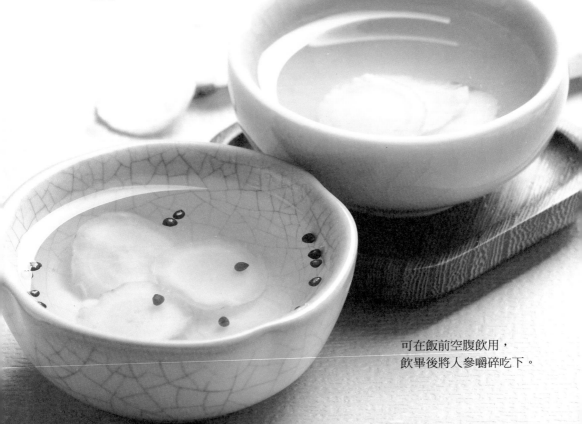

可在飯前空腹飲用，
飲畢後將人參嚼碎吃下。

人參黑芝麻茶

原料：人參 5~10 克、黑芝麻 15 克、白糖適量。

製法：❶ 黑芝麻搗爛備用，水煎人參，去渣留汁；❷ 加入黑芝麻及適量白糖，煮沸即可。

飲法：代茶飲用。

功效：益氣潤腸，滋養肝腎。

對症：適用於便祕等。

禁忌：實證、熱證忌服。

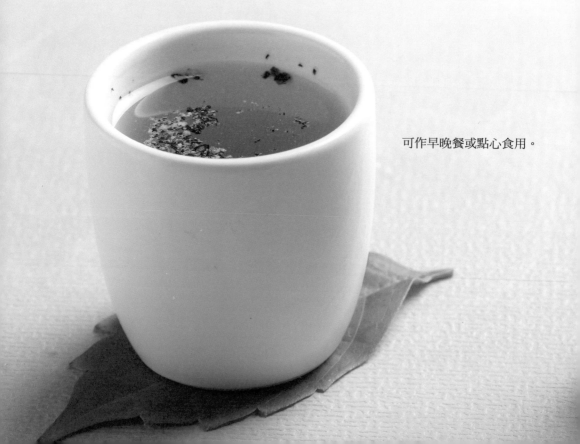

可作早晚餐或點心食用。

人參棗仁茶

原料：吉林參 3 克、酸棗仁 5 克。

製法：❶ 吉林參洗淨、切片，與打碎的酸棗仁一起放入茶壺中；**❷** 沸水沖泡，加蓋燜 10 分鐘即成。

飲法：代茶飲用，可連續沖泡 5 次。

功效：補氣健脾，寧心安神。

對症：適用於心脾兩虛型失眠症，對伴有免疫功能低下者尤為適宜。

禁忌：凡有實邪鬱火及患有滑洩症者慎服。

人參紅棗陳皮茶

原料：人參 4 克、紅棗 10 枚、陳皮 3 克。

製法：❶ 將人參、紅棗洗淨，連同陳皮共一起放入砂鍋中；**❷** 加適量水，煎湯，去渣取汁。

飲法：代茶飲用，可連續沖泡 3~5 次，當日飲完。

功效：補脾和胃，益氣生津，調和營衛。

禁忌：感冒發燒時不宜服用。

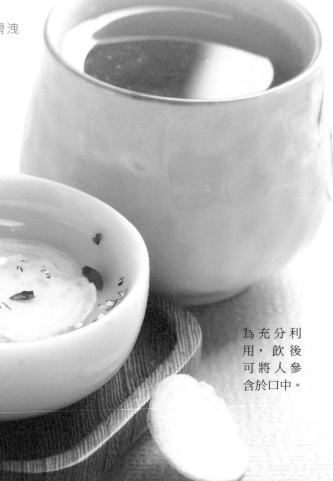

為充分利用，飲後可將人參含於口中。

米糠人參茶

原料：粳米皮糠 20 克、生晒參 3 克。

製法：❶ 將生晒參洗淨後切成薄片，與粳米皮糠一起入鍋中；❷ 加適量水，煎煮 2 次，每次 45 分鐘，合併 2 次煎液，小火濃縮至 200 毫升，即成。

飲法：早晚分飲。

功效：益氣扶正，消脂減肥。

對症：適用於習慣性便祕、高血脂。

禁忌：實證、熱證忌服。

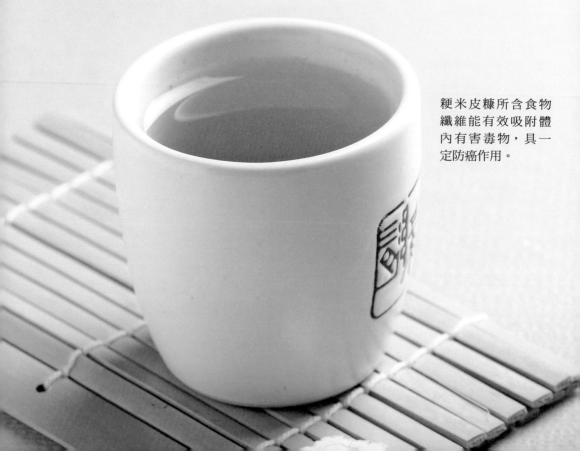

粳米皮糠所含食物纖維能有效吸附體內有害毒物，具一定防癌作用。

人參烏梅茶

原料：人參3克、烏梅6克、
　　　冰糖10克。

製法：❶ 將人參、烏梅、冰糖
　　　放入茶壺中；❷ 倒入沸
　　　水沖泡。

飲法：每日1劑，代茶飲用，
　　　可多次續水浸泡。

功效：補虛強身，生津止渴。

禁忌：陰虛內熱和腹脹滿者不
　　　宜長期單用。

人參五味子茶

原料：白參5克、知母10克、天花粉10
　　　克、五味子5克。

製法：❶ 將知母、天花粉、五味子、白參分
　　　別洗淨，晒乾或烘乾，共研成粗末，
　　　分裝入綿紙袋中（每袋10克），掛線
　　　封口；❷ 每次1袋，放入茶壺中，用
　　　沸水沖泡，加蓋燜15分鐘後飲服。

飲法：代茶飲用。

功效：滋陰降火，補氣安神。

對症：適用於糖尿病。

禁忌：清熱瀉火宜生用，滋陰降火宜鹽水炙用。

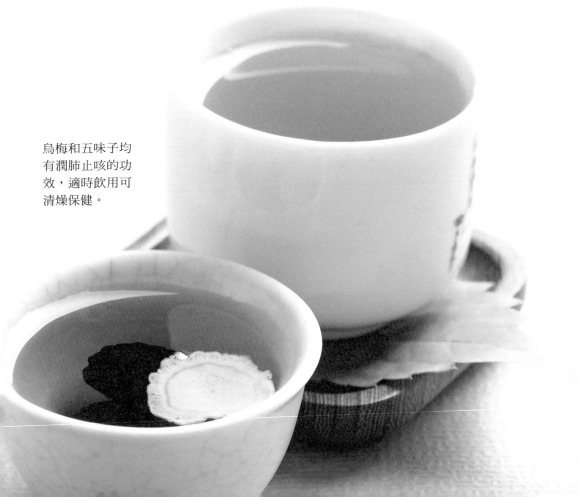

烏梅和五味子均
有潤肺止咳的功
效，適時飲用可
清燥保健。

決明子

性涼，味苦、甘，具有清肝、明目、潤腸排毒之效。

山楂決明子茶

原料：山楂 30 克、決明子 60 克。

製法：❶ 將山楂、決明子沖洗乾淨，置鍋中；❷ 加適量清水，煮沸後去渣取汁即成。

飲法：代茶飲用。

功效：降低血壓，降膽固醇。

對症：適用於脂肪肝。

禁忌：脾胃虛弱者慎服。

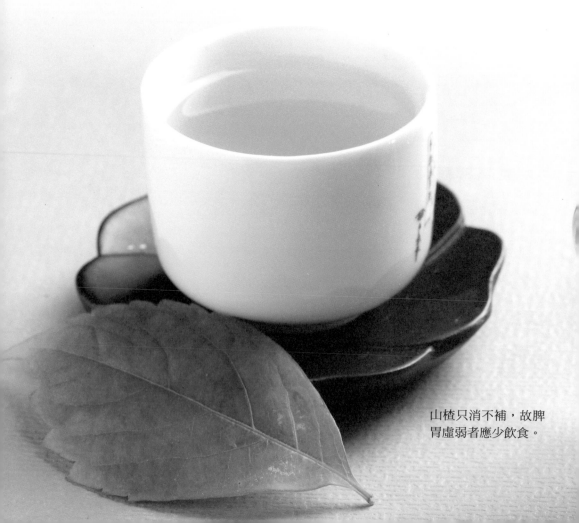

山楂只消不補，故脾胃虛弱者應少飲食。

決明菊花茶

原料：茶葉 3 克、杭菊花 3 克、決明子 15 克。

製法：❶ 將茶葉、杭菊花、決明子放入茶壺中；❷ 用沸水沖泡，加蓋燜 10 分鐘即成。

飲法：代茶飲用。

功效：消脂減肥，降壓明目，潤腸通便。

對症：適用於高血脂等。

禁忌：氣虛胃寒，食少泄瀉之病，宜少用之。

決明子茶

原料：決明子 500 克。

製法：❶ 將決明子洗淨，晒乾或烘乾，入鍋，置火上炒至微有香氣，取出，放涼，瓶裝備用；❷ 每次取炒決明子 15 克，放入茶壺中，用沸水沖泡，一般可沖泡 3~5 次。

飲法：代茶飲用。

功效：清肝明目，瀉熱通便。

禁忌：氣虛嚴重及便溏者忌服。

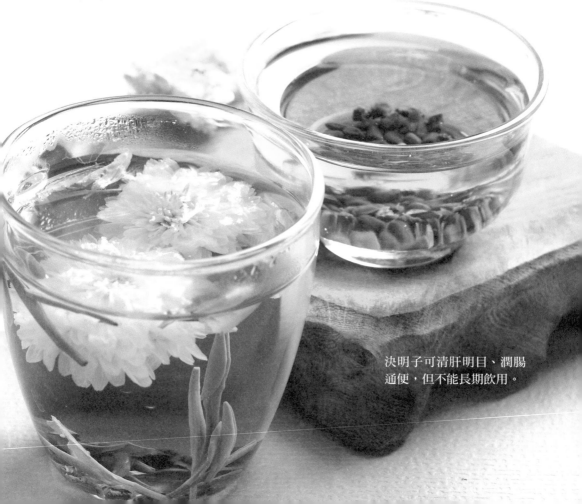

決明子可清肝明目、潤腸通便，但不能長期飲用。

番瀉葉澤瀉茶

原料：番瀉葉 3 克、澤瀉 3 克、山楂 3
克、決明子 3 克。

製法：❶ 以上四味洗淨放入鍋中；❷ 煎湯
取汁即可。

飲法：代茶飲服，每日 1 劑。

功效：降脂散淤。

禁忌：番瀉葉用量不宜過大，過量則有噁
心、嘔吐、腹痛等副作用。

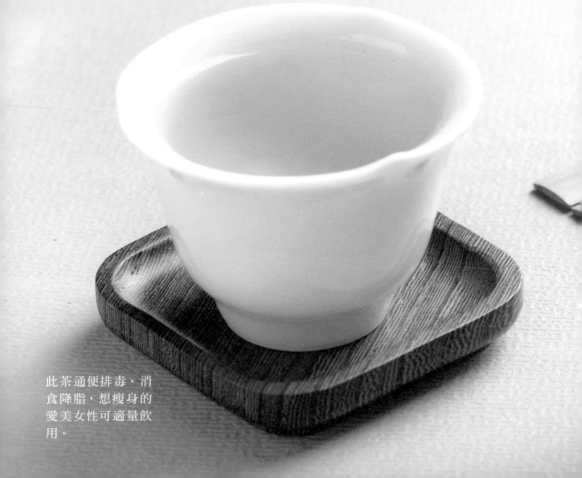

此茶通便排毒、消
食降脂，想瘦身的
愛美女性可適量飲
用。

番瀉葉決明子茶

原料：番瀉葉 3 克、決明子 20 克。

製法：❶ 將番瀉葉和決明子一起放入有蓋杯中；❷ 用沸水燜泡即成。

飲法：代茶飲用，一般沖泡 2 次。

功效：清泄實熱，潤腸排毒。

禁忌：年老體弱及虛性便祕者忌服。

山楂決明薑菊茶

原料：山楂 15 克、決明子 15 克、薑黃片 12 克、菊花 3 克。

製法：❶ 將以上四味放入茶壺中；❷ 用開水浸泡，燜 30 分鐘即可。

飲法：代茶飲用。

功效：降脂，寬胸理氣，降壓。

禁忌：血虛而無氣滯血淤者忌服。

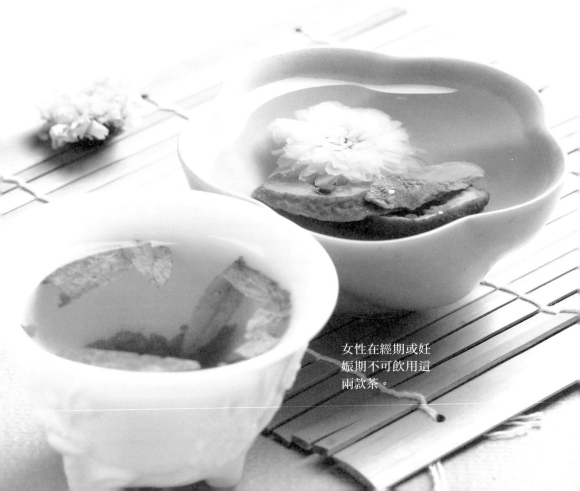

女性在經期或妊娠期不可飲用這兩款茶。

當歸

性溫，味甘、辛。既能補血，又活血，為治血病的要藥。凡婦女月經失調、血虛經閉、胎產諸證，或淤血阻滯、血虛便祕等均可應用。

淡菜當歸紅棗茶

原料： 乾品淡菜 30 克、當歸 15 克、紅棗 15 枚。

製法： ❶ 將當歸擇洗乾淨，切成片，放入潔淨紗布袋中，紮口，備用；❷ 淡菜、紅棗分別揀去雜質，洗淨後，一起放入砂鍋；❸ 加溫開水浸泡片刻，待淡菜漲發開後，大火煮沸；❹ 放入當歸藥袋，改用小火煨煮 40 分鐘，取出藥袋，濾盡藥液，繼續用小火煨煮至淡菜熟爛即成。

飲法： 早晚分服。

功效： 養血益精，補益肝腎。

對症： 適用於貧血、虛勞羸瘦、眩暈、驚悸不眠、盜汗、陽痿、腰痛、吐血、崩漏、帶下等。

禁忌： 濕阻中滿及大便溏洩者慎服。

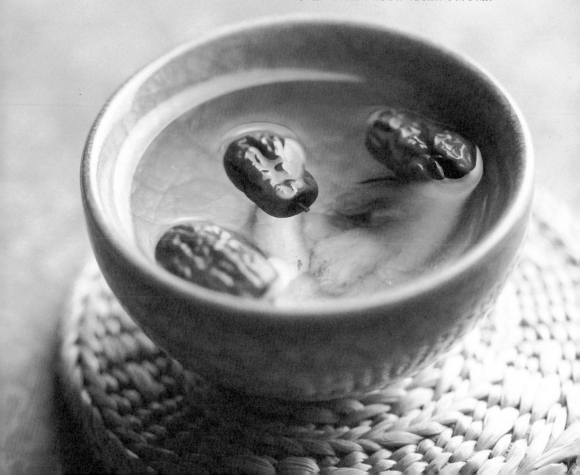

當歸茶

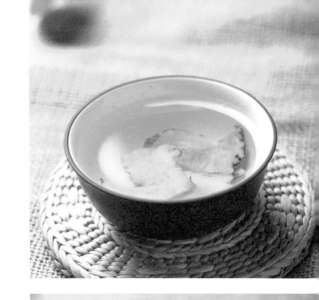

原料：當歸 15 克。

製法：❶ 將當歸切成片放入鍋中；
　　　❷ 加水煎湯取汁。

飲法：代茶飲用。

功效：補血活血，化淤通經，潤腸通便。
　　　亦可緩解經痛、經期虛寒腹痛等
　　　症，適用於廣大女性。

禁忌：濕盛中滿及便溏者不宜服用。

當歸補血茶

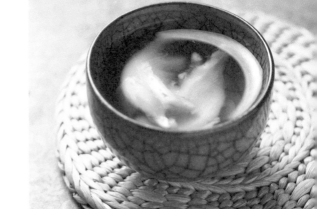

原料：生黃耆 30 克、當歸 6 克。

製法：❶ 將生黃耆、當歸洗淨，放入茶壺
　　　中；❷ 加入適量沸水，沖泡 20 分
　　　鐘即可。

飲法：取汁代茶飲用。

功效：補氣生血。

禁忌：陰虛潮熱者不宜飲用。

人參當歸茶

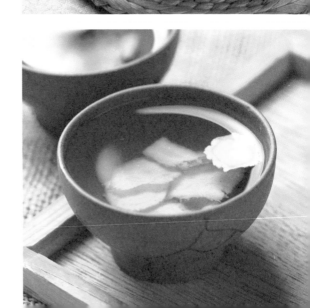

原料：人參 3 克、當歸 10 克、白糖 20 克。

製法：❶ 將當歸、人參浸潤切片，放入茶
　　　壺中；❷ 加入白糖，沖入沸水浸泡。

飲法：代茶飲用，可多次續水浸泡至味
　　　淡，嚼食人參片。每日 1 劑。

功效：補益氣血，活血通絡，養血安神。

禁忌：內蘊實熱，外感實邪者禁用。

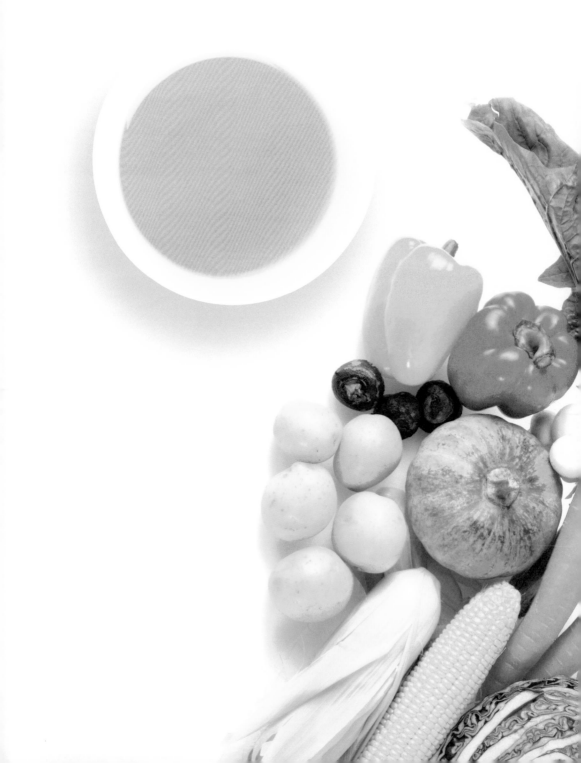

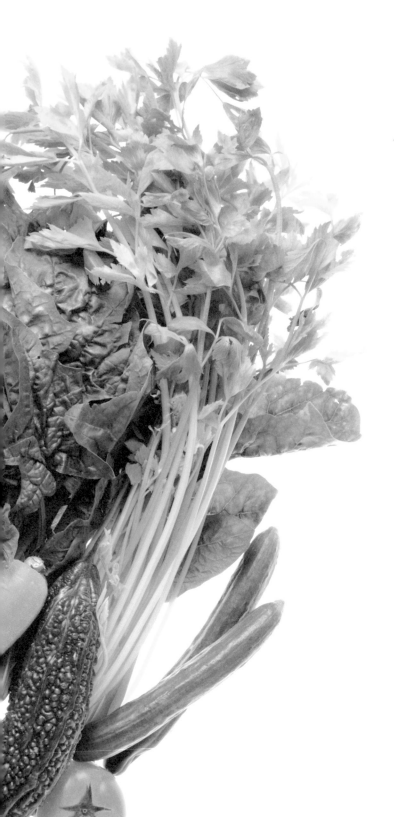

手邊食材也能這樣喝

紅棗

性平，味甘，具有補中益氣、養胃健脾、養血壯神等功效，適用於貧血萎黃、氣血不足、高血壓、肝炎、脾胃虛弱、肺虛咳嗽、四肢無力等病症。

桂圓紅棗茶

原料：桂圓肉30克、紅棗6枚、紅糖適量。

製法：❶ 將桂圓肉、紅棗洗淨，放入砂鍋中；❷ 加水煮沸20分鐘，加入紅糖調勻。

飲法：代茶飲服。

功效：補氣健脾，養血安神。

對症：適用於血虛、面色萎黃、氣血雙虧之驚悸、失眠、健忘、崩漏等。

可改善虛冷體質，經期或者感冒初期可以放薑絲一起煮。

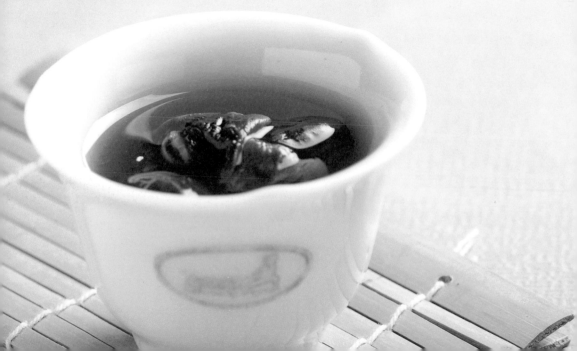

紅棗花生茶

原料： 紅棗 15 枚、花生 100 克、紅糖 50 克。

製法： ❶ 將紅棗用溫開水泡發，花生入開水鍋略煮一下，放冷，剝下紅皮；❷ 將泡發的紅棗和花生皮衣同放在煮花生的水中，再加適量冷水，用小火煮半小時左右；❸ 撈出花生皮，加入紅糖，待紅糖溶化後即可。

飲法： 代茶飲服。

功效： 補氣健脾，養血安神。

對症： 適用於血虛、面色萎黃、氣血雙虧之驚悸、失眠、健忘、崩漏等。

紅棗茶

原料： 紅棗 6 枚、綠茶 3 克。

製法： ❶ 將紅棗洗淨，晾乾或曬乾；❷ 紅棗與綠茶一起放入茶壺中，用沸水沖泡；❸ 加蓋燜 15 分鐘即可飲用。

飲法： 代茶飲用，每劑可連續沖泡 3~5 次。

功效： 補血養精，健脾和胃。

對症： 適用於貧血等症。

禁忌： 凡有痰濕、積滯、齒病、蟲病者，均不宜飲此茶。

飲後可將紅棗嚼食咽下，效果更佳。

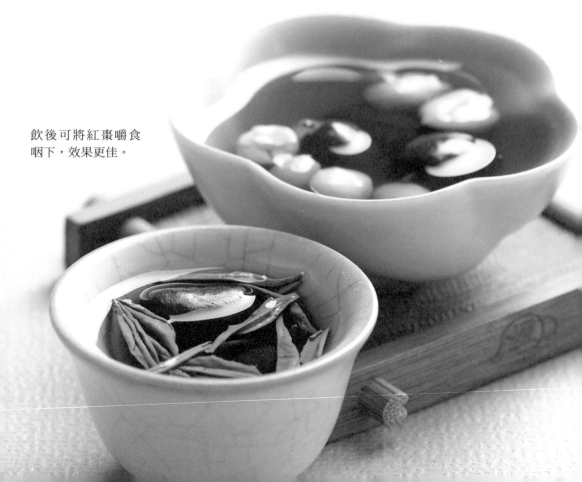

杞棗豆汁茶

原料：枸杞子 15 克、紅棗 15 枚、鮮豆漿 500 克。

製法： ❶ 將枸杞子、紅棗洗淨，放進小鍋；❷ 加水 300 克，用小火煎煮 15 分鐘；❸ 倒入鮮豆漿 煮沸便可飲用。

飲法：代茶飲用。

功效：調節血糖代謝。

對症：適用於糖尿病低血糖症出現的頭暈、心慌、 出虛汗等。

禁忌：忌食生冷之物。

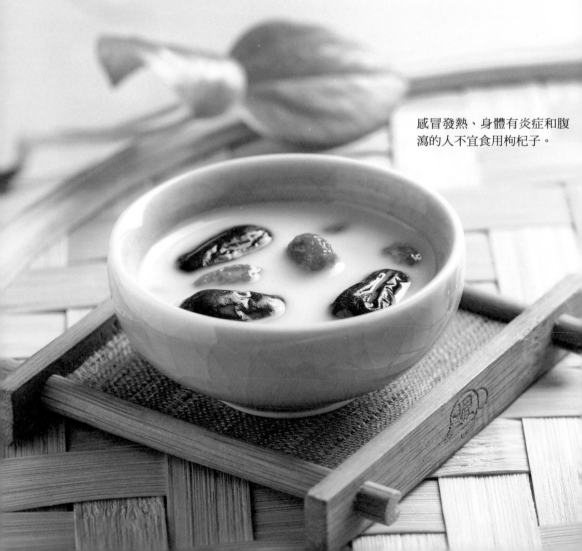

感冒發熱、身體有炎症和腹瀉的人不宜食用枸杞子。

荔枝乾紅棗茶

原料：荔枝乾 10 枚、紅棗 15 枚。

製法：❶ 將荔枝乾、紅棗洗淨，放入砂鍋；❷ 加適量水，大火煮沸後，改用小火煨煮 30 分鐘即成。

飲法：早晚分食。

功效：益氣養血。

對症：適用於貧血等。

禁忌：濕盛、脘腹脹滿、痰熱咳嗽者忌服。

紅棗黨參茶

原料：紅棗 6 枚、黨參 15 克。

製法：❶ 將黨參、紅棗洗淨，放入砂鍋中；❷ 加水煎湯，去渣取汁飲用。

飲法：代茶飲用，每劑可連續沖泡 3~5 次。

功效：補中益氣，生津養血，安神。

對症：適用於失眠症。

禁忌：有實邪者忌服。

荔枝補脾益肝，紅棗安中益氣，二者同飲相輔相成。

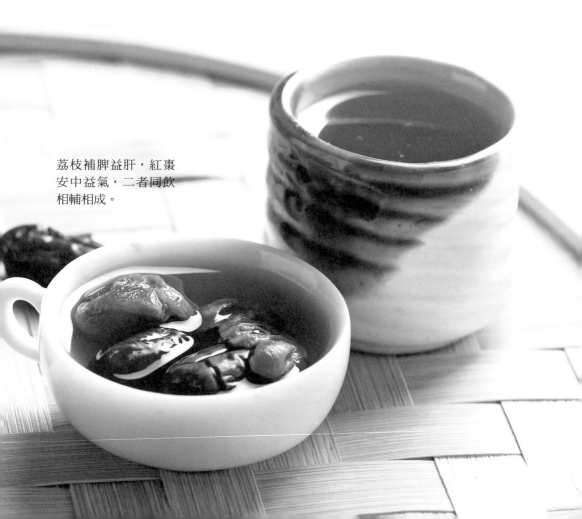

紅糖

性溫、味甘，具有益氣補血、健脾暖胃、緩中止痛、活血化淤的功效。

每天飲 1 杯可以除痘。

綠豆海帶紅糖茶

原料：海帶 30 克、綠豆 100 克、紅糖適量。

製法： ❶ 將海帶放入清水中浸泡 12 小時後洗淨，切成絲；❷ 綠豆洗淨，放入鍋內，加少許清水煮開後，再加清水煮開，如此反復 3 次，至綠豆開花；❸ 放入海帶絲，再加適量清水，用鍋煮 30 分鐘；❹ 待自然冷卻後，加入紅糖，攪勻即成。

飲法：每日早晚分飲。

功效：清熱解暑，軟堅清淤，降脂降壓。

對症：適用於高血脂、冠心病等。

禁忌：脾胃虛寒者忌用。

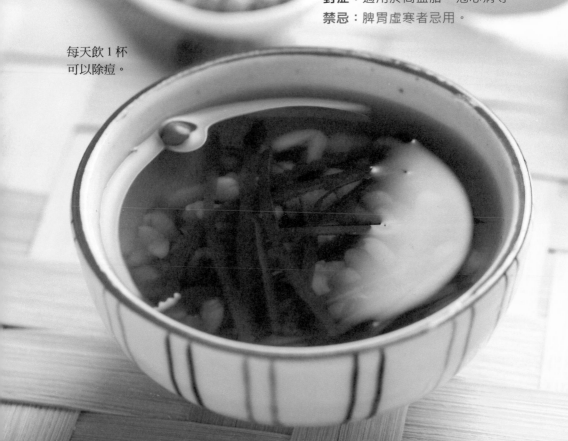

橘核茶

原料： 橘核 3 克、紅糖 20 克。

製法： ❶ 將橘核洗淨，放入鍋中；❷ 加適量水，用中火煮開後加紅糖，待糖化後即成。

飲法： 每日早晚分飲。

功效： 溫肝散寒，理氣止痛。

對症： 適用於脂肪肝等。

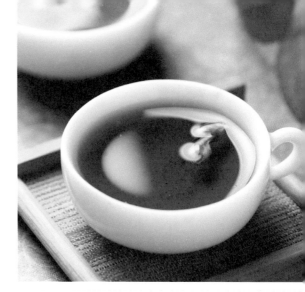

西洋參紅糖茶

原料： 西洋參 3 克、紅棗 10 枚、紅糖 15 克。

製法： ❶ 將西洋參與紅棗洗淨；❷ 放入鍋中，加適量水，大火煮沸後，改小火煎煮 30 分鐘；❸ 去西洋參，加入紅糖，待糖化即成。

飲法： 早晚分服。

功效： 益氣養陰，補血。

對症： 適用於慢性消耗性疾病、再生不良性貧血等引起的過度虛弱及津液耗損等。

禁忌： 胃有寒濕者忌服。

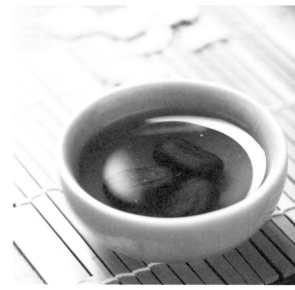

紅糖茶

原料： 紅糖 5 克、茶葉 3 克。

製法： ❶ 將茶葉放入茶壺中，加沸水沖泡；❷ 調入紅糖，稍燜即成。

飲法： 每次飯後 1 劑。

功效： 和胃通便。

對症： 適用於便祕等。

禁忌： 茶葉忌過多。

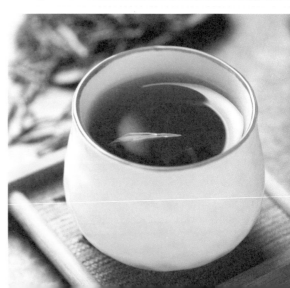

花生

味甘、性平，入脾、肺兩經。能健脾和胃、利腎去水、理氣通乳、治療血症。

花生紅棗阿膠茶

原料：花生 30 克、紅棗 15 枚、阿膠 10 克。

製法： ❶ 將花生揀去雜質，除棄有芽頭者，洗淨，與擇洗的紅棗一起入砂鍋；❷ 加適量水，大火煮沸，改用小火煨煮 1 小時；❸ 阿膠洗淨，入另鍋，加水煮沸；❹ 待阿膠完全烊化，倒入煨煮花生的砂鍋中，拌勻；❺ 煨煮至花生熟爛即成。

飲法：早晚分服。

功效：健脾益氣，攝血養血。

對症：適用於貧血、崩中漏下、痔瘡出血、血痢、牙痛、失眠、慢性胃炎、慢性支氣管炎、白血球減少症、便祕等。

禁忌：凡有濕痰、積滯、齒病、蟲病者均不相宜。

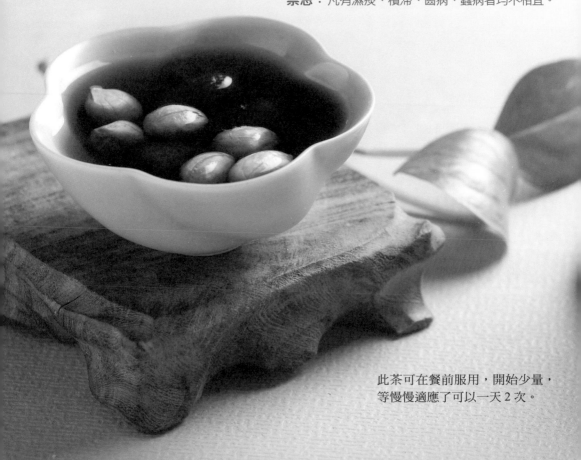

此茶可在餐前服用，開始少量，等慢慢適應了可以一天 2 次。

花生葉茶

原料：花生葉若干。

製法：❶ 將花生葉洗淨，晒乾，揉碎成粗末；❷ 每次取 10 克，放入茶壺中，加入沸水沖泡。

飲法：代茶飲用。

功效：寧心安神。

對症：適用於心神不寧型失眠症。

花生殼茶

原料：花生殼 60 克。

製法：❶ 將花生殼洗淨；❷ 放入砂鍋中，加水煎煮取汁。

飲法：代茶飲用。

功效：降血壓，降血脂。

對症：適用於高血壓、高血脂、冠心病等。

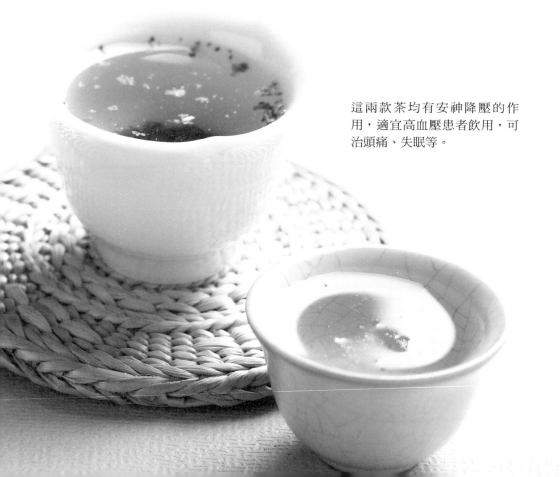

這兩款茶均有安神降壓的作用，適宜高血壓患者飲用，可治頭痛、失眠等。

核桃花生牛奶茶

原料：核桃仁 50 克、花生 50 克、黑芝麻 20 克、牛奶 200 克。

製法一：❶ 將牛奶慢慢倒在小石磨進料口中的核桃仁、花生、黑芝麻上面，邊倒邊磨；❷ 將磨出物倒入鍋中，加熱煮沸即成。

製法二：❶ 將黑芝麻炒熟，研碎；❷ 將花生、核桃仁放入調理機中打碎；❸ 將牛奶倒入鍋中，放入黑芝麻、花生、核桃仁，加熱煮沸。

飲法：每日 1 劑，分早晚 2 次飲用。

功效：養血潤燥，益智延年。

對症：適用於失眠症等。

禁忌：陰虛火旺、痰熱咳嗽及大便溏洩者忌服。

此茶爽滑甜蜜，亦可作為孩子的飲料。

花生柏子蜜茶

原料：花生 50 克、柏子仁 2
克、蜂蜜適量。

製法：❶ 將花生、柏子仁分別搗
碎，一起放入鍋內；❷ 加
入適量清水煎煮，調入蜂
蜜即成。

飲法：每日 1 劑，代茶飲用。

功效：潤腸通便，寧心益智。

對症：適用於失眠症等。

禁忌：便溏及痰多者忌服。

花生核桃甜茶

原料：花生 20 克、核桃仁 20
克、白糖適量。

製法：❶ 花生、核桃仁分別炒
熟，研碎；❷ 開水沖沏，
加入白糖調味即成。

飲法：代茶飲用。

功效：補腎壯陽。

對症：適用於早洩等。

禁忌：陰虛火旺、痰熱咳嗽及大
便溏瀉者忌服。

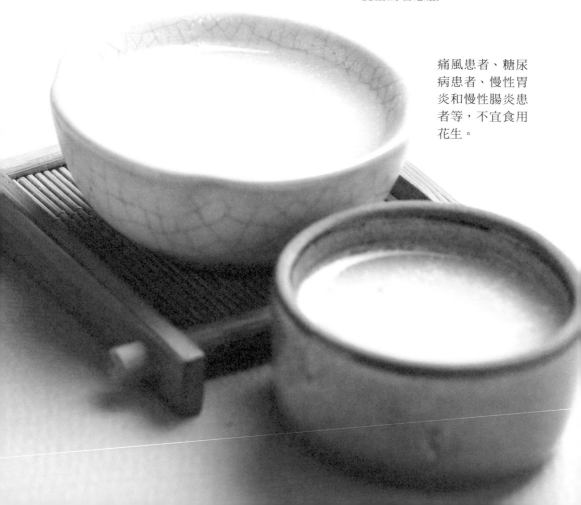

痛風患者、糖尿
病患者、慢性胃
炎和慢性腸炎患
者等，不宜食用
花生。

核桃仁

性溫，味甘，具有補腎固精、溫肺定喘、潤腸等功效，適用於腎虛喘咳、腰痛腳軟、勃起功能障礙、遺精、慢性前列腺疾病、慢性支氣管炎、支氣管哮喘、肺結核、肺氣腫、肺心病、老年性氣喘、慢性腎炎、泌尿系統結石、神經衰弱、習慣性便祕、眩暈、早衰、久病體虛等病症。

愛美的女性每天飲用此茶，
可以去斑增白、美容養顏。

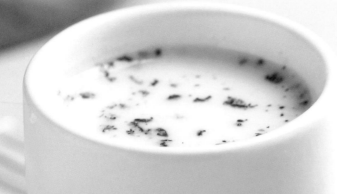

核桃牛奶茶

原料： 核桃仁 30 克、牛奶 150 克、豆漿 150 克、黑芝麻 20 克、白糖適量。

製法： ❶ 將牛奶和豆漿攪勻，慢慢倒在小石磨進料口中的核桃仁、黑芝麻上面；❷ 邊倒邊磨，磨成粉末狀後倒入鍋內加熱煮沸；❸ 加入少許白糖即成。

飲法： 代茶飲用。

功效： 益氣養血，潤腸通便，抗骨質疏鬆。

禁忌： 喘咳黃痰或大便稀爛時不宜食用。

核桃仁糖茶

原料： 核桃仁 30 克、白糖 30 克。

製法： 將核桃仁搗碎用糖開水沖服即可。

飲法： 每日 3 次。

功效： 溫補肺腎，潤腸通便。

對症： 適用於便祕等。

禁忌： 糖尿病患者及痰火積熱者忌食。

芝麻核桃茶

原料： 黑芝麻 30 克、核桃仁 60 克。

製法： ❶ 將黑芝麻、核桃仁放入砂鍋中；❷ 加水煎湯即可。

飲法： 代茶飲用，每日 3 次。

功效： 潤燥滑腸即可。

對症： 適用於便祕等。

禁忌： 脾弱便溏者勿服。

芝麻和核桃都有烏髮的作用，適用於頭髮早白者。

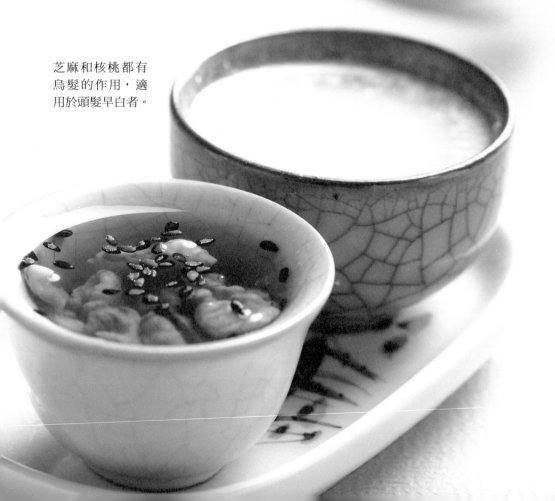

黨參核桃茶

原料： 黨參 5 克、核桃仁 25 克、生薑 3 片。

製法： ❶ 將黨參、核桃仁、生薑片一起放入茶壺
中；❷ 用沸水沖泡，蓋燜 15 分鐘。

飲法： 代茶飲用。

功效： 溫補肺腎，納氣定喘。

禁忌： 實熱喘證不宜飲用。

飲用時，可同時食用核桃
仁和黨參，健脾益腎。

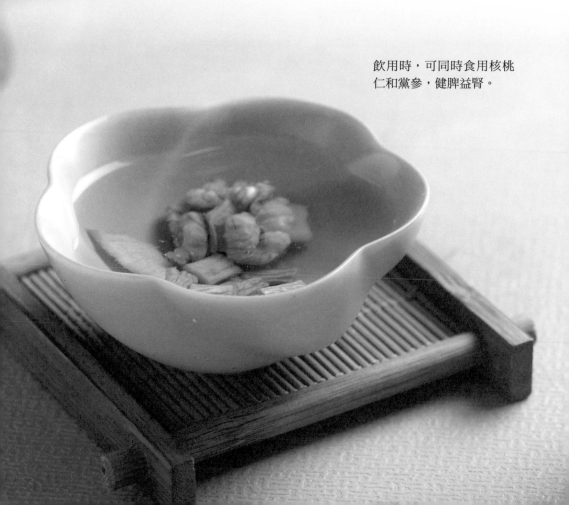

核桃仁山楂菊花茶

原料： 核桃仁 60 克、山楂 30
　　　　克、菊花 15 克。
製法： 以上三味水煎或沸水沖泡。
飲法： 代茶飲用。
功效： 滋補肝腎，潤腸通便，通利
　　　　血脈。
對症： 適用於糖尿病。
禁忌： 脾虛便溏者不宜服用。

蓮子核桃茶

原料： 蓮子 100 克、核桃仁 50
　　　　克、山楂 50 克、甜杏仁
　　　　15 克、冰糖 10 克。
製法： ❶ 核桃仁、甜杏仁用沸水
　　　　浸泡，去皮；❷ 山楂切
　　　　片，冰糖打成屑；❸ 蓮
　　　　子、核桃仁、山楂片、甜
　　　　杏仁、冰糖屑一起入鍋；
　　　　❹ 加適量水，中火燒沸，
　　　　用小火燉煮 20 分鐘即成。
飲法： 每日 1 次。
功效： 補氣血，降血壓，護心腦。
對症： 適用於高血壓病等。
禁忌： 脾胃虛弱者慎服。

蓮子核桃茶可當作
早餐食用。

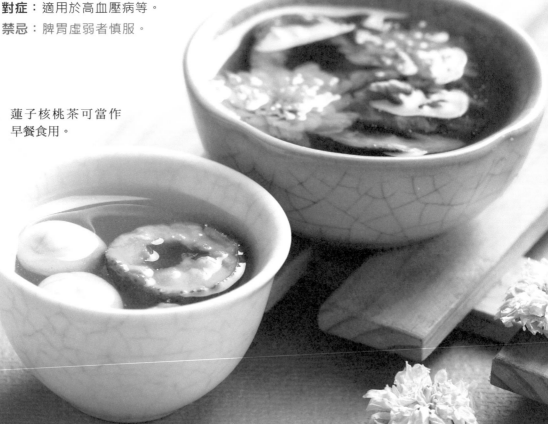

芹菜

含豐富的胡蘿蔔素和多種維生素，對人體健康十分有益。常吃芹菜可防治高血壓、糖尿病、痛風等多種疾病，還能減肥。

芹菜蘋果茶

原料： 新鮮芹菜（連根）500 克、蘋果 300 克。

製法： ❶ 將新鮮芹菜洗淨，切段；
❷ 蘋果洗淨，切成小塊；
❸ 一起放入榨汁機內，加冷開水 200 克快速絞榨，過濾取汁。

飲法： 可當飲料，上下午分飲。

功效： 平肝降壓，軟化血管。

對症： 適用於高血壓病、糖尿病。

禁忌： 脾胃虛弱者不宜服用。

有減肥需求的人可以飲用此茶。

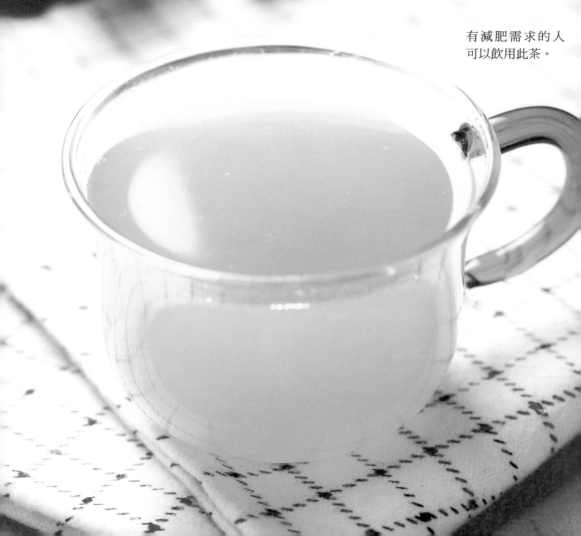

芹菜鮮汁茶

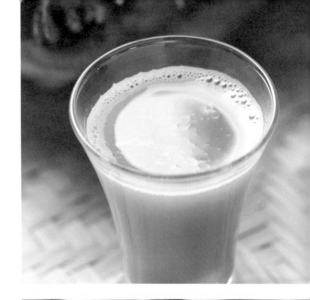

原料：新鮮芹菜（包括根、莖、葉）500
克。

製法：❶ 將新鮮芹菜洗淨，晾乾；❷ 放
入沸水中燙泡 3 分鐘，撈出，切成
細段，搗爛取汁。

飲法：代茶分 3 次飲用，當日飲完。

功效：平肝降壓。

禁忌：脾胃虛弱者不宜服用。

香蕉芹菜茶

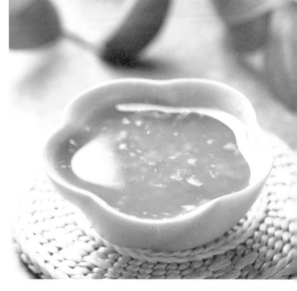

原料：香蕉 250 克、芹菜 500 克、蜂蜜
適量。

製法：❶ 將香蕉去皮，切塊，搗泥；
❷ 芹菜洗淨，切碎後搗爛，取汁；
❸ 與香蕉泥一起倒入容器中，加冷
開水攪拌；
❹ 最後放蜂蜜，拌勻即成。

飲法：每日早晚分飲。

功效：降壓解毒，潤腸通便。

對症：適用於高血壓病等。

芹菜紅棗茶

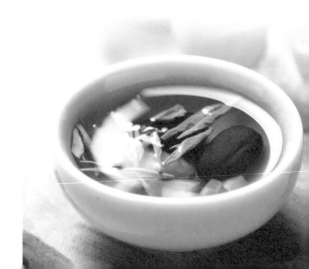

原料：芹菜 250 克、紅棗 10 枚、綠茶 3
克。

製法：❶ 將芹菜、紅棗洗淨；❷ 與茶一
起放入鍋中，加水煎取汁液。

飲法：代茶飲用。

功效：平肝降壓，益氣健脾，消脂減肥。

對症：適用於高血壓病、高血脂。

禁忌：凡有濕痰、積滯、齒病、蟲病者，
均不相宜。

香蕉

清熱生津、潤腸解毒、養胃抑菌、降壓降糖。香蕉能緩和胃酸的刺激，對胃潰瘍的症狀有改善作用，其中含血管緊張素轉化酶能抑制物質，對降低血壓有輔助作用。

香蕉玉米鬚茶

原料：玉米鬚 40 克、香蕉皮 40 克、冰糖適量。

製法： ❶ 將香蕉皮、玉米鬚放入砂鍋中；
❷ 加水 4 碗，煎至 1 碗半，加冰糖調味食用。

飲法：1 日 1 劑，分 2 次服。

功效：平肝，泄熱，利尿，潤腸。

對症：適用於肝陽上亢高血壓，胃熱口渴等。

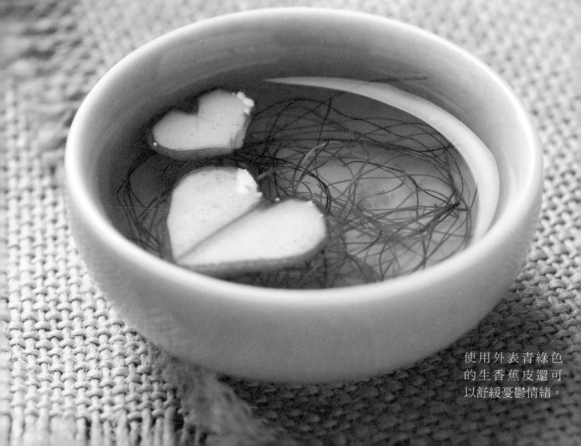

使用外表青綠色的生香蕉皮還可以舒緩憂鬱情緒。

香蕉玉米鬚瓜皮茶

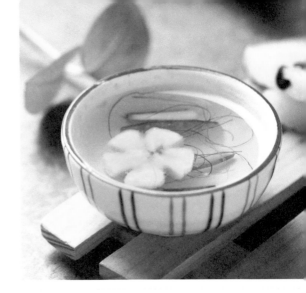

原料：香蕉 3 根、玉米鬚 120 克、西瓜皮 400 克、冰糖適量。

製法：❶ 將香蕉、玉米鬚、西瓜皮放入鍋中；❷ 加 8 碗水煎至 2 碗，加冰糖調味飲用。

飲法：代茶飲用，連服 3 次。

功效：平肝泄熱，利尿潤腸。

對症：適用於高血壓病。

香蕉絞股藍茶

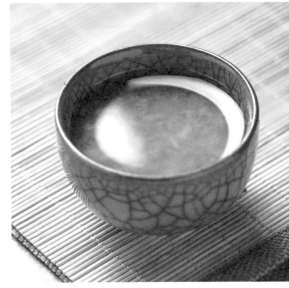

原料：香蕉 2 根、絞股藍 15 克。

製法：❶ 將絞股藍洗淨，晒乾或烘乾，切碎，放入大蓋杯中；❷ 用沸水沖泡 2 次，每次加蓋燜 15 分鐘；❸ 合併 2 次絞股藍沖泡液，備用；❹ 將香蕉搗爛如稀泥狀，倒入絞股藍沖泡液中，充分攪拌均勻即可。

飲法：早晚分飲。

功效：防病強身，護腦健腦。

對症：適用於高血壓病等。

香蕉皮茶

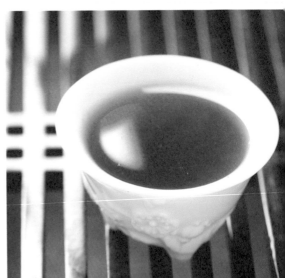

原料：香蕉皮 50 克。

製法：❶ 將香蕉皮洗淨，放入砂鍋中；❷ 加適量水，煎湯取汁。

飲法：代茶飲用。同時每次吃 0.5~1 根香蕉，每日 3 次，連吃一段時間。

功效：清熱解毒，降脂降壓。

對症：適用於高血壓病、動脈硬化、膽固醇過高。

蓮子

性平，味甘、澀，有補脾養心、益腎固精、降壓的功效。蓮子含鈣量豐富，具有促進凝血、使某些酶活化、維持神經傳導性、鎮靜精神、維持肌肉的伸縮性和心跳的節律、維持毛細血管的滲透壓、維持體內酸鹼平衡等重要作用，可以安神養心。

山楂蓮子茶

原料： 蓮子 50 克、山楂 30 克、枸杞子 15 克。

製法： ❶ 將山楂洗淨，切成薄片；
❷ 與蓮子、枸杞子共入鍋中，煎湯。

飲法： 每日 1 次，連食 3~4 週。

功效： 補腎益智，寧心安神。

對症： 適用於失眠症等。

禁忌： 脾胃虛弱者慎服。

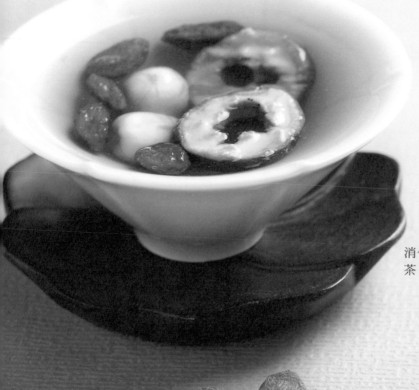

消化不良時可飲用此茶，健脾促消化。

銀花蓮子茶

原料： 蓮子 30 克、金銀花 15
　　　克、紅糖適量。
製法： ❶ 將蓮子、金銀花、紅糖
　　　一起放入鍋中；❷ 加水煎
　　　湯，去渣取汁即可。
飲法： 代茶飲用。
功效： 養心益腎，補脾澀腸，治
　　　療腹瀉。
對症： 適用於遺精等。
禁忌： 脾胃虛寒及氣虛瘡瘍膿清
　　　者忌服。

蓮子葡萄乾茶

原料： 蓮子 90 克、葡萄乾 30 克。
製法： ❶ 將蓮子去皮和心，洗
　　　淨；❷ 與葡萄乾一起加水
　　　700~800 克，用大火隔水蒸
　　　至蓮子熟透即可。
飲法： 代茶飲用。
功效： 補氣益肝。
對症： 適用於遺精等。
禁忌： 脘腹脹滿及大便燥結者忌服。

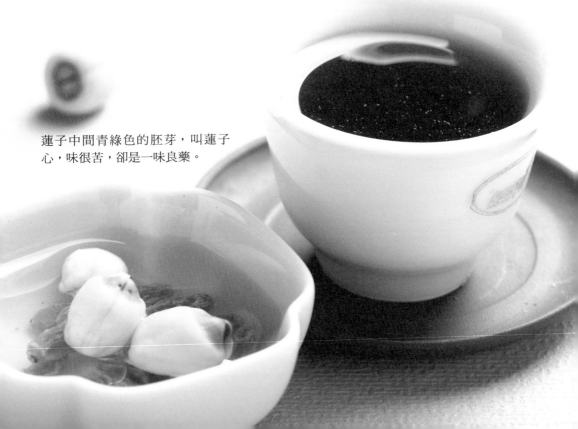

蓮子中間青綠色的胚芽，叫蓮子
心，味很苦，卻是一味良藥。

洋蓮糖茶

原料：西洋參 5 克、蓮子 10 枚、冰糖 20 克。

製法：❶ 將西洋參和蓮子與冰糖一起浸泡；

　　　　❷ 隔水蒸燉 1 小時左右，取出即可。

飲法：代茶飲用。

功效：健脾降壓。

對症：適用於脾虛體弱的高血壓病患者。

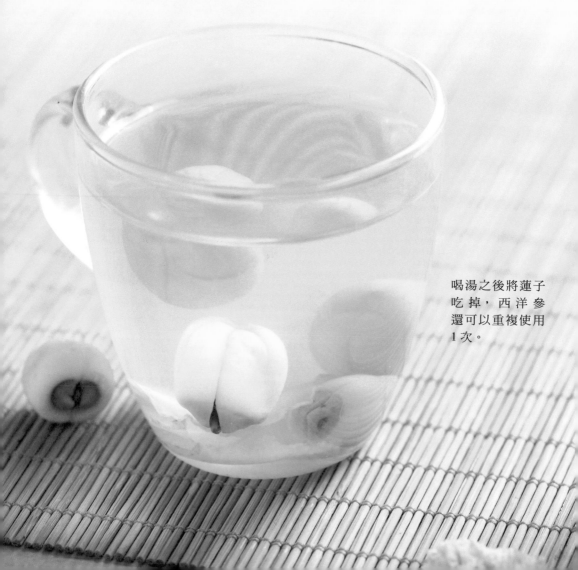

喝湯之後將蓮子吃掉，西洋參還可以重複使用 1 次。

蓮子合歡花茶

原料：蓮子 30 克、合歡花 6 克。

製法：❶ 將蓮子、合歡花一起放入鍋中；❷ 加水煎湯，取汁即成。

飲法：代茶飲用。

功效：疏肝理氣，健脾安神。

對症：適用於失眠症，對伴有慢性腹瀉者尤為適宜。

禁忌：脘腹脹滿及大便燥結者忌服。

蓮子桑菊茶

原料：蓮子 30 克、桑葉 9 克、菊花 9 克、枸杞子 9 克、決明子 6 克。

製法：❶ 將上述各原料洗淨，入鍋；❷ 加水煎，去渣留汁。

飲法：代茶飲用。

功效：平肝瀉火。

對症：適用於失眠症。

禁忌：氣虛胃寒，食少泄瀉之病，宜少用之。

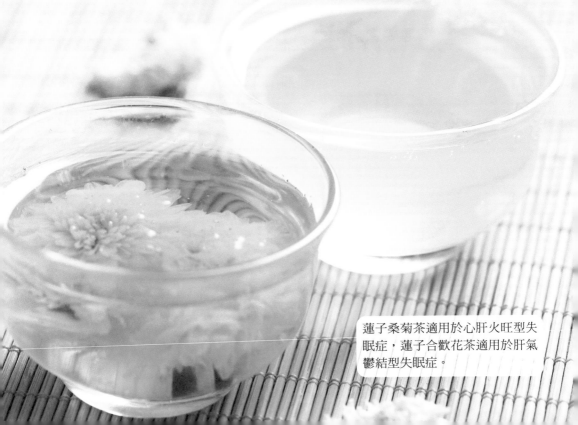

蓮子桑菊茶適用於心肝火旺型失眠症，蓮子合歡花茶適用於肝氣鬱結型失眠症。

桑椹

性微寒,味甘,具有補肝益腎、滋陰養血之功效。

桑椹牛奶茶

原料: 鮮桑椹 50 克、鮮牛奶 200 毫升。

製法: ❶ 將鮮桑椹洗乾淨,晒乾或烘乾,放入大茶杯中;❷ 用沸水沖泡,加蓋燜 15 分鐘,待用;❸ 將鮮牛奶放入另鍋,中火煮沸即離火;❹ 將牛奶調入沖泡桑椹的杯中,拌和均勻即成。

飲法: 代茶飲用,可沖泡 3~5 次,當日飲完。

功效: 滋補肝腎,養血健脾。

對症: 適用於陰虧血少、眩暈耳鳴、津液缺乏、鬚髮早白、神經衰弱及消渴便祕等。

禁忌: 脾虛便溏者不宜服用。

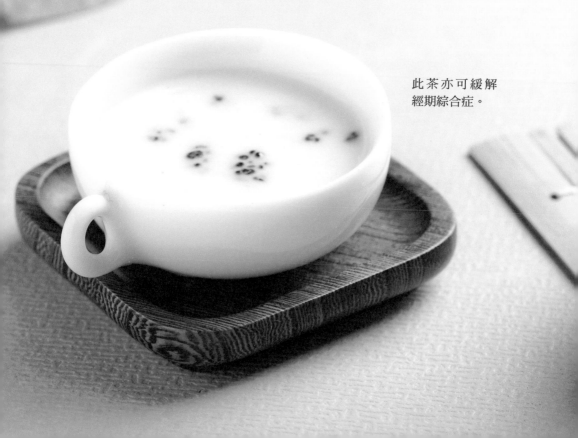

此茶亦可緩解經期綜合症。

桑椹茶

原料：桑椹 15 克。

製法：❶ 將桑椹放入砂鍋中；
❷ 加水煎湯，去渣取汁。

飲法：代茶飲用。

功效：滋補腎陰，清心降火。

對症：適用於失眠症。

禁忌：脾虛便溏者不宜服用。

桑椹枸杞子茶

原料：鮮桑椹 45 克、枸杞子
50 克。

製法：❶ 將鮮桑椹及枸杞子
揀去雜質，洗淨；
❷ 一起放入水鍋內煮
沸 30 分鐘即成。

飲法：代茶飲用。

功效：滋補肝腎，平肝息風。

對症：適用於陰虛型骨質疏
鬆症伴有高血壓病者。

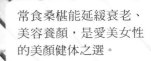

常食桑椹能延緩衰老、
美容養顏，是愛美女性
的美顏健体之選。

山楂

性微溫，味酸、甘，具有消食化積、活血化淤的功效，有助於促進消化、降壓、降脂、抗硬化、改善心臟供血。糖尿病患者長期食用有助於控制血糖、血脂，減緩併發症。

山楂黑木耳茶

原料： 山楂 15 克、黑木耳 15 克。

製法： ❶ 將山楂洗淨，切成薄片；❷ 黑木耳用水泡發，去根蒂，洗淨，撕成小瓣；❸ 山楂、黑木耳一起入鍋，加水煎煮即可。

飲法： 每日數次，頻頻飲用，連飲 3~4 週。

功效： 補腎益智，養心安神。

對症： 適用於失眠症等。

禁忌： 脾胃虛弱者慎服。

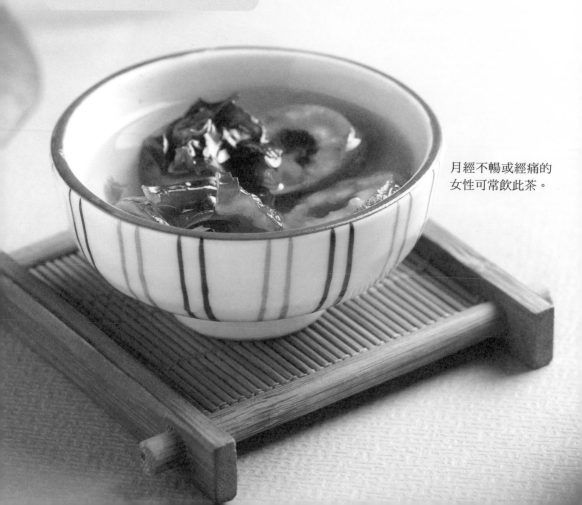

月經不暢或經痛的女性可常飲此茶。

山楂茶

原料：山楂 30 克。

製法：❶ 將山楂洗淨，切片後放入鍋中；❷ 加適量水，煮沸 5 分鐘，取汁即成。

飲法：代茶飲用。

功效：消食化積，降脂減肥。

對症：適用於高血脂、高血壓病、冠心病等。

禁忌：脾胃虛弱者慎服。

山楂核桃茶

原料：山楂 50 克、核桃仁 150 克、白糖 20 克。

製法：❶ 將山楂水煎取汁 1,000 毫升；❷ 核桃仁用水磨細，取汁 2,000 毫升；❸ 將山楂汁煮沸，倒入白糖拌勻，再將核桃汁緩慢倒入，攪勻，煮沸即成。

飲法：代茶飲用。

功效：滋陰補血，補腎潤肺，生津潤腸。

禁忌：喘咳黃痰或大便稀爛時不宜食用。

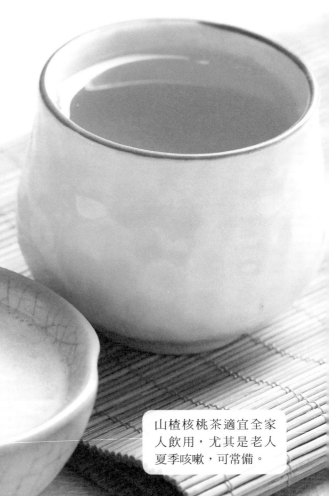

山楂核桃茶適宜全家人飲用，尤其是老人夏季咳嗽，可常備。

山楂金銀花茶

原料： 山楂 20 克、金銀花 6 克、白糖 60 克。

製法： ❶ 將山楂、金銀花放在鍋內；❷ 用小火炒熱，加入白糖；❸ 改用小火炒成糖餞，用開水沖泡。

飲法： 日服 1 劑。

功效： 降脂，降血壓，散淤血，止痢疾，消食積。

對症： 適用於高血脂。

禁忌： 脾胃虛寒及氣虛瘡瘍膿清者忌服。

此茶還可消脂通便，具有減肥的功效。

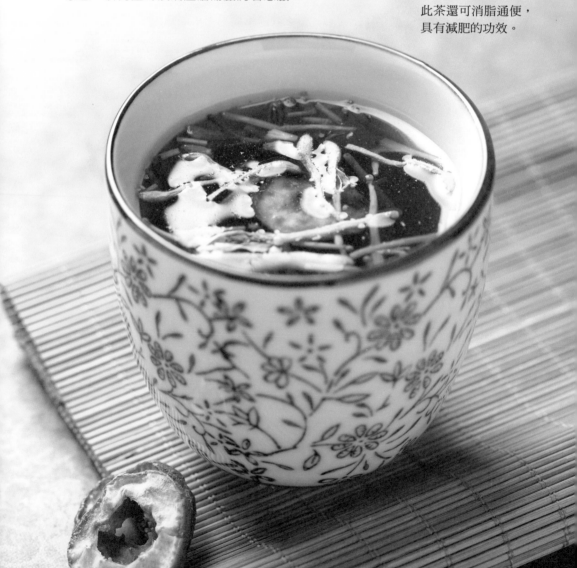

山楂銀菊茶

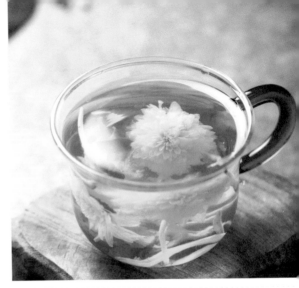

原料：山楂 10 克、菊花 10 克、金銀花 10 克。

製法： ❶ 將山楂拍碎；
❷ 與菊花、金銀花一起放入鍋中；
❸ 加水煎湯即可。

飲法：代茶飲用，每日 1 劑。

功效：活血化淤，散腫降脂，清熱平肝。

對症：適用於高血脂等。

禁忌：氣虛胃寒、食少泄瀉宜少用。

山楂花生茶

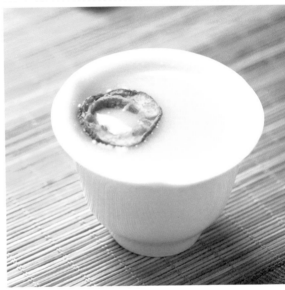

原料：花生 150 克、山楂 50 克（鮮果用 150 克）、白糖適量。

製法： ❶ 花生浸泡 40 分鐘後，洗淨、磨漿備用；❷ 山楂洗淨，放入砂鍋中，加水煎煮 30 分鐘；❸ 將煮好的山楂去渣，將汁濃縮至約 500 克，加入白糖攪拌至溶化；❹ 將花生漿慢慢倒入，攪勻，煮至微沸即成。

飲法：適量飲用。

功效：散淤血，降血壓。

對症：適用於冠心病、高血壓病、高血脂、便祕等。

禁忌：無淤血者慎服。

複方山楂茶

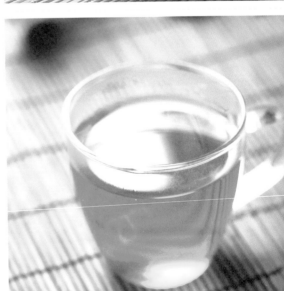

原料：山楂 60 克、紅棗 15 枚、紅糖 20 克。

製法： ❶ 將山楂與紅棗洗淨，一起入鍋中；❷ 加適量水，煎煮 2 次，每次 30 分鐘，取汁；❸ 合併後調入紅糖，拌勻即成。

飲法：每日早晚分飲。

功效：行氣消積，活血化淤。

對症：適用於冠心病等。

禁忌：脾胃虛弱者慎服。

紅花山楂茶

原料： 紅花 2 克、山楂 30 克。

製法： ❶ 將山楂洗淨，切成片，與紅花一起放入
茶壺中；❷ 用沸水沖泡，加蓋燜 15 分鐘
即可。

飲法： 代茶頻飲，當日服完。

功效： 消食導滯，化淤降脂。

禁忌： 孕婦忌服。潰瘍病及出血性疾病患者慎用。

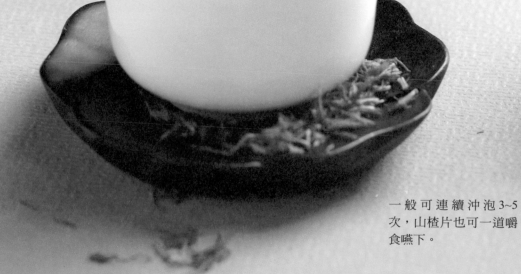

一般可連續沖泡 3~5
次，山楂片也可一道嚼
食嚥下。

槐實山楂茶

原料：槐實 10 克、山楂 10 克。

製法：❶ 將槐實、山楂洗淨，放入茶壺中；**❷** 用沸水沖泡，加蓋燜 15 分鐘。

飲法：代茶飲用。

功效：降壓降脂。

禁忌：脾胃虛寒及孕婦忌服。

山楂大青葉茶

原料：山楂 30 克、當歸 15 克、大青葉 30 克。

製法：❶ 將洗淨的山楂、當歸、大青葉一起放入鍋中；**❷** 加水煎湯，去渣，取汁即成。

飲法：上、下午分飲。

功效：滋陰養血，化淤活血，清熱解毒。

對症：適用於高血脂等。

禁忌：腹脹、腹瀉、噁心及大便溏洩者慎服。

這兩款茶都有活血化淤、降三高的功效，山楂大青葉茶還可預防病毒性感冒。

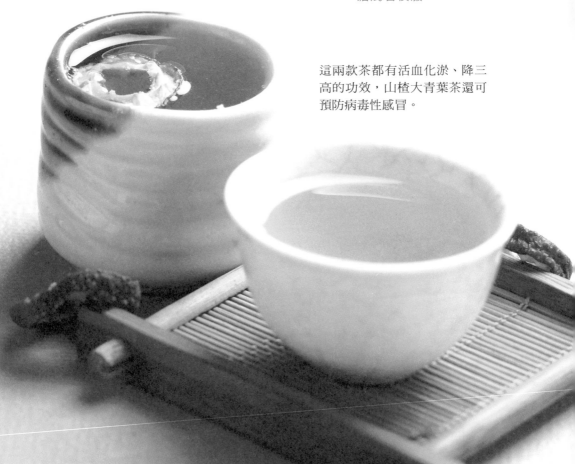

蓮藕

清熱涼血、散淤止瀉、健脾生肌、開胃消食、益血止血。補益氣血、增強人體免疫力作用明顯，同時可以用來止血。

鮮藕茶

原料： 鮮嫩藕 1 段（約 250 克）、紅糖 20 克。

製法： ❶ 將鮮嫩藕洗淨，切去兩端，快刀剖成薄片，放入砂鍋；❷ 加適量水，中火煨煮 30 分鐘，調入紅糖，拌勻即成。

飲法： 代茶點，早晚分服，當日吃完。

功效： 健脾開胃，益血生肌。

對症： 適用於缺鐵性貧血。

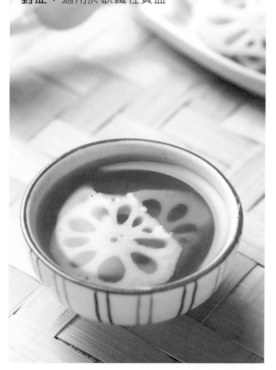

鮮藕決明茶

原料： 鮮藕 100 克、決明子 15 克。

製法： ❶ 將鮮藕洗淨，切碎搗爛，與決明子一起入鍋中；❷ 加適量水，煎煮 45 分鐘，用潔淨紗布過濾，取濾汁回入鍋，小火煮沸即成。

飲法： 代茶飲用。

功效： 降脂降壓。

對症： 適用於高血壓病、高血脂。

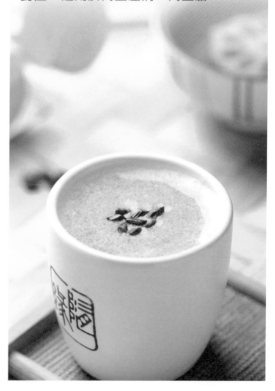

洋蔥

性溫、味辛，具有溫肺化痰、解毒殺蟲的功效，能抑制高脂肪飲食引起的血膽固醇升高，也對腎上腺性高血糖具有明顯的降糖作用。洋蔥中所含的抗衰老物質能有效地延緩細胞衰老，使人延年益壽。

洋蔥茶

原料： 洋蔥 100 克、蜂蜜 20 克。
製法： ❶ 將洋蔥洗淨，切成細絲，放入砂鍋；❷ 加水煎煮 10 分鐘，停火後趁溫調入蜂蜜，拌勻即成。
飲法： 每日早晚分飲。
功效： 滋陰化痰，解毒降壓。
對症： 適用於高血壓病、高血脂。
禁忌： 凡有皮膚瘙癢性疾病，以及有眼疾充血的人應忌食。

洋蔥生地牛奶茶

原料： 洋蔥 200 克、生地黃 50 克、新鮮牛奶 250 克。
製法： ❶ 將洋蔥洗淨，除去根、皮，切碎，搗爛，備用；❷ 將生地黃洗淨，切碎，搗爛，與搗爛的洋蔥一起放入調理機中，快速榨汁取液，盛入大碗中；❸ 鍋置火上，加入新鮮牛奶，小火煮至將沸時，入洋蔥、生地黃汁液，充分混勻，再煮至沸即成。
飲法： 每日早晚分飲。
功效： 清熱生津，滋陰止渴，降血糖。
對症： 適用於糖尿病、高血脂、高血壓病。
禁忌： 脾胃有濕邪及陽虛、胸膈多痰者忌服。

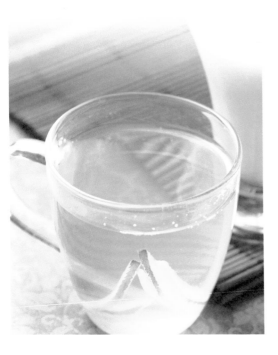

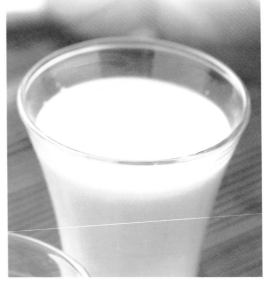

蘿蔔

蘿蔔含有豐富的維生素 C 和微量元素鋅，助於增強機體的免疫力，提高抗病能力。具消食順氣、醒酒化痰、治喘止渴、利尿散淤和補虛的功效。

白蘿蔔豆奶茶

原料：新鮮白蘿蔔 250 克、豆奶 250 克。

製法：❶ 將新鮮白蘿蔔用清水反復洗淨，用溫開水沖一下，連皮（包括根在內）切碎；❷ 放入榨汁機中，快速榨取漿汁；❸ 用潔淨紗布過濾，所取濾汁與豆奶充分混合；❹ 放入砂鍋，用小火或微火煮沸即成。

飲法：每日早晚分飲。

功效：生津止渴，解毒降糖。

對症：適用於糖尿病、慢性氣管炎、慢性咽喉炎。

金橘蘿蔔蜜茶

原料：金橘 5 個、蘿蔔 1 個、蜂蜜適量。

製法：❶ 將金橘洗淨去籽，搗爛；❷ 蘿蔔洗淨，切絲榨汁；❸ 將金橘泥、蘿蔔汁混勻，放入蜂蜜調勻；❹ 食用時，用開水調勻即成。

飲法：早晚分飲。

功效：化痰行氣。

對症：適用於心絞痛。

蘿蔔性「偏寒」，涼爽而利腸，脾虛泄瀉者須慎食或少食。

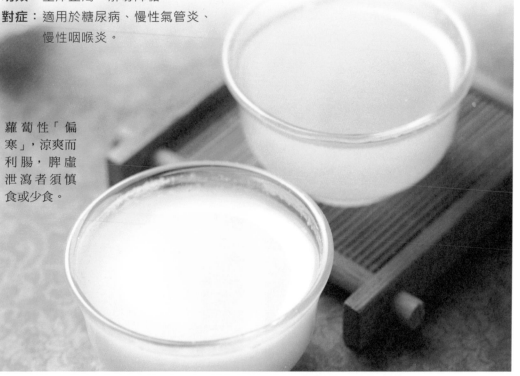

胡蘿蔔

具有健脾、化滯、下氣、補中、利胸膈、安五臟等功效，還能增加冠脈血流量，降低血脂，促進腎上腺素合成。

山楂胡蘿蔔茶

原料：山楂 120 克、胡蘿蔔 120 克、白糖 30 克、涼開水適量、蜂蜜適量、檸檬酸適量。

製法：❶ 胡蘿蔔洗淨後浸泡，於火上煮沸後，用清水沖洗，脫除表皮；**❷** 切片（厚約 5 公釐），放入涼開水中；**❸** 加入檸檬酸，加熱煮沸 20 分鐘，稍冷後，打成漿備用；**❹** 將山楂洗淨，加水適量煮沸，保持 7 分鐘；**❺** 冷卻後用調理機打碎，用紗布過濾，去核、梗等，然後二次打漿備用；**❻** 將白糖加入適量溫開水中，溶解後紗布過濾備用；**❼** 再把胡蘿蔔漿、山楂漿及白糖漿混勻，加蜂蜜攪勻即成。

飲法：上、下午分飲。

功效：活血化淤，促進食慾。

對症：適用於冠心病、高血壓病等。

胡蘿蔔枸杞子茶

原料：新鮮胡蘿蔔 150 克、枸杞子 30 克。

製法：❶ 將新鮮胡蘿蔔打碎取汁，用潔淨紗布過濾，盛入杯中備用；**❷** 將枸杞子去雜，洗淨後放入砂鍋；**❸** 加足量水，大火煮沸後，改用小火煨煮 30 分鐘；**❹** 調入胡蘿蔔汁液，再煮沸即成。

飲法：每日早晚分飲。

功效：補腎明目，潤燥降糖。

對症：適用於糖尿病、夜盲症。

禁忌：凡外邪實熱、脾虛泄瀉者忌服。

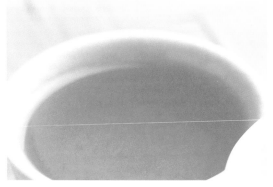

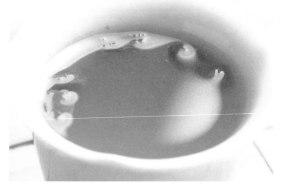

苦瓜

清熱消暑,明目解毒,利尿涼血。能增進食慾,健脾開胃,具有良好的降血糖作用。

苦菊茶

原料:新鮮芹菜 250 克、苦瓜 10 克、菊花 10 克。

製法:❶ 將新鮮芹菜、苦瓜洗淨,與菊花一起放入鍋中;❷ 加水煎約 20 分鐘即可。

飲法:每日 1 劑。

功效:清熱降糖,降壓消脂。

對症:適用於糖尿病、高血壓症及肝陽上亢型患者。

禁忌:凡脾胃虛寒泄瀉,胃有痰飲濕濁及暴感風寒咳嗽者均忌服。

苦瓜綠茶

原料:苦瓜 1 個(約 200 克)、綠茶 3 克。

製法:❶ 將苦瓜上端切開,挖去瓜瓤,裝入綠茶,在通風處陰乾;❷ 用時取下洗淨,連同茶葉切碎,混勻,裝瓶保存;❸ 每次取 10 克,沸水沖泡,約燜 20 分鐘,即成。

飲法:代茶飲用,可連續沖泡 3~5 次。

功效:平肝降壓,降糖降脂。

對症:適用於高血壓病、糖尿病、高血脂。

禁忌:脾胃虛寒者忌服。

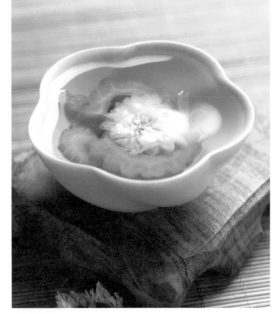

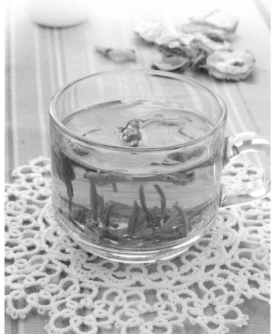

芝麻

性平，味甘，具有滋養肝腎、潤燥滑腸的功效，適用於便祕、病後體弱、神經衰弱、乳汁不足、頭髮早白、貧血、高血壓、冠心病、陽痿、耳鳴、慢性風濕性關節炎等病症。

芝麻糊茶

原料：芝麻糊 30 克、綠茶 10 克。
製法：❶ 將綠茶一分為二，裝入綿紙袋中封口掛線，備用；❷ 將芝麻糊一分為二，分裝入杯中，待用；❸ 每次取 1 袋綠茶，放入裝有芝麻糊的杯中，用沸水沖泡，加蓋燜 10 分鐘即可。
飲法：沖泡飲用，每日 2 次。
功效：解毒去淤，活血降脂。
對症：適用於脂肪肝。

芝麻杏仁茶

原料：黑芝麻 10 克、甜杏仁 8 克、冰糖適量。
製法：❶ 黑芝麻洗淨，用小火烘乾；❷ 甜杏仁洗淨，晾乾，一起搗爛放入大茶缸；❸ 用沸水沖泡，加入冰糖溶化即成。
飲法：代茶飲用。
功效：潤腸通便，潤肺止咳。
對症：適用於便祕等。
禁忌：陰虛咳嗽及脾弱者忌服。

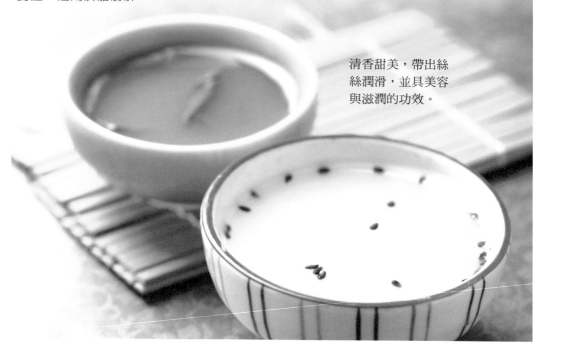

清香甜美，帶出絲絲潤滑，並具美容與滋潤的功效。

山藥

性平，味甘，具有健脾益氣、固精益腎、補肺止咳等功效，適用於骨質疏鬆症、勃起功能障礙、早洩、遺精、前列腺炎、精囊炎、慢性支氣管炎、慢性咽炎、糖尿病、冠心病、消化不良、胃下垂、慢性胃炎、慢性肝炎、慢性腸炎等病症。

山藥天花粉茶

原料： 懷山藥（生用品）100 克、天花粉 100 克。

製法： ❶ 將懷山藥、天花粉分別洗淨，晒乾或烘乾；❷ 研成極細末，混合均勻，瓶裝，密封，貯存備用；❸ 每日取 30 克，放入砂鍋，加足量清水，中火煎煮 20 分鐘，取汁。

飲法： 每日早晚分飲。

功效： 補氣健脾，清熱生津，降血糖。

對症： 適用於糖尿病。

禁忌： 脾胃虛寒大便滑洩者忌服。

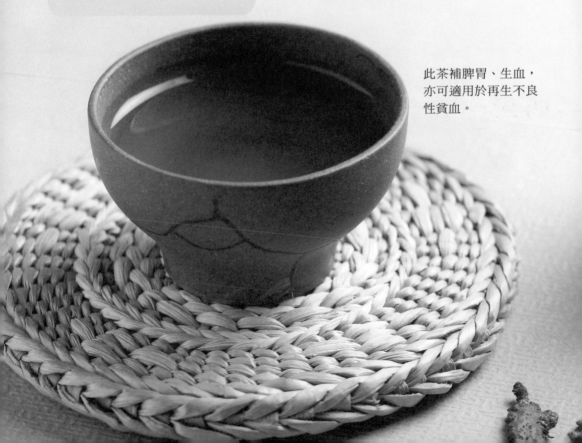

此茶補脾胃、生血，亦可適用於再生不良性貧血。

山藥黃連茶

原料：山藥 15 克、黃連 15 克。

製法：❶ 將山藥和黃連一起放入鍋中；❷ 加水同煎，去渣取汁。

飲法：每日 1 劑，分 2 次飲服。

功效：補益氣陰、清熱解毒。

對症：適用於肺胃燥熱、肺腎陰虛之糖尿病。

禁忌：陰虛煩熱、胃虛嘔惡、脾虛泄瀉、五更泄瀉者慎服。

山藥茶

原料：懷山藥 250 克、黑芝麻 250 克、藕粉 250 克、粳米 250 克、白糖 250 克。

製法：❶ 將黑芝麻、懷山藥、粳米分別炒熟，再研成細末，過篩，取細粉；❷ 將此粉與藕粉、白糖混勻，用瓷罐儲藏；❸ 每次可取 20 克左右用白開水沖調服食。

飲法：作早點或日間加餐用。

功效：益氣血，黑鬚髮，抗衰老，抗骨質疏鬆。

禁忌：濕盛中滿或有積滯、有實邪者忌服。

消渴病者常飲山藥茶，療效甚佳。

西瓜

清熱解暑、除煩止渴、利尿消腫、減肥美容。西瓜汁中所含的糖、蛋白質和微量的鹽,能降低血脂、軟化血管,是很好的利尿劑,並且無副作用。

西瓜皮茅根茶

原料: 赤小豆 50 克、西瓜皮 50 克、白茅根 50 克。

製法: ❶ 將赤小豆淘洗淨,西瓜皮、白茅根洗淨後分別切碎; ❷ 將赤小豆、西瓜皮、白茅根一起放入砂鍋中; ❸ 加入適量清水,先用大火煮沸,再轉用小火煮 2 小時即成。

飲法: 每日 1 次,連服 6~7 天。

功效: 清熱生津,利水減肥。

對症: 適用於高血壓病、高血脂。

禁忌: 脾胃虛寒,小便多不渴者忌服。

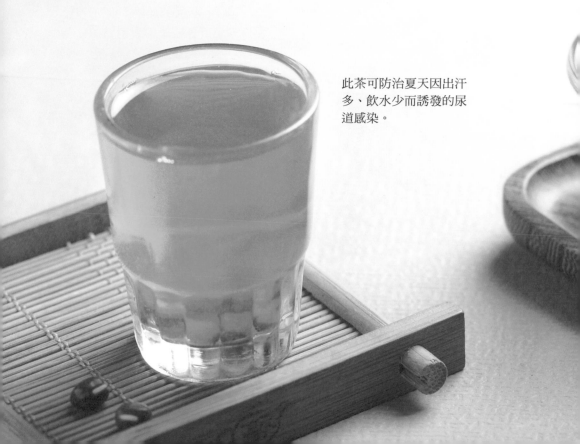

此茶可防治夏天因出汗多、飲水少而誘發的尿道感染。

西瓜即溶茶

原料：西瓜適量、白糖適量。

製法： ❶ 西瓜瓤去子，打碎取汁；❷ 先以大火，後以小火煎煮西瓜汁成膏狀；❸ 待冷卻後，加白糖將膏汁吸乾，混勻，晒乾。再壓碎，裝瓶備用；❹ 每次取15克以沸水沖化飲用。

飲法：每日3次。

功效：清潤肺胃，生津止渴。

對症：適用於糖尿病等。

禁忌：脾虛胃弱中寒之人不可過多服用。

西瓜蜂蜜茶

原料：西瓜1個（約1,500克）、蜂蜜20克。

製法： ❶ 將西瓜洗淨，切開，取出瓜瓤，除去瓜子；❷ 放入調理機中，快速攪打；❸ 取汁後，調入蜂蜜，拌勻即成。

飲法：每日早晚分飲。

功效：滋陰清熱，除煩降壓。

對症：適用於高血壓病、冠心病等。

西瓜雖能清熱止渴，
但多食有傷脾助濕之害。

黑木耳

能養血駐顏，令人肌膚紅潤，容光煥發，並有防治缺鐵性貧血及其他藥用功效。

木耳芝麻茶

原料：黑木耳 120 克、黑芝麻 120 克。

製法：❶ 將黑木耳、黑芝麻各取一半炒熟，另一半生用；❷ 每次取生熟混合的黑木耳和黑芝麻共 15 克，放入茶壺中，加入沸水，蓋上茶壺蓋，燜 15 分鐘即成。

飲法：代茶頻飲，每日 1~2 劑。

功效：涼血止血，潤腸通便。

對症：適用於便祕、痔瘡便血等。

禁忌：脾弱便溏者勿服。

老年人常用本方，
能收到強身益壽之功效。

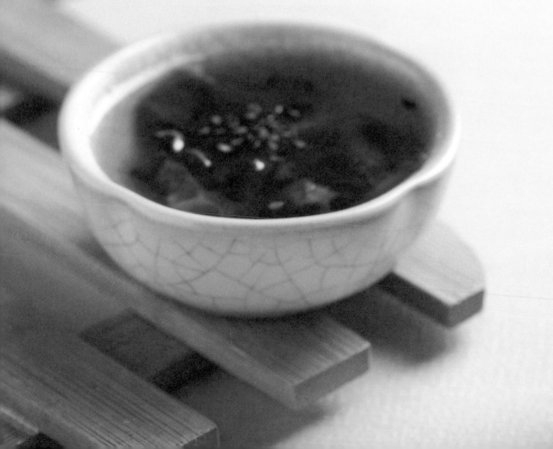

黑木耳紅棗茶

原料：黑木耳 5 克、紅棗 20 克。
製法：❶ 將黑木耳洗淨，水泡發；
　　　　❷ 與洗淨的紅棗一起放入砂鍋
　　　　中，加水共煮。
飲法：代茶飲服，每日 1 劑。
功效：補中益氣，益血止血。
對症：適用於貧血、白血球減少症、
　　　　高血壓病、崩中漏下、痔瘡出
　　　　血、血痢、牙痛、失眠、慢性
　　　　胃炎、慢性支氣管炎、多尿、
　　　　便祕、扁桃體炎等。
禁忌：大便常稀溏者不宜食用黑木耳。

黑木耳花生衣紅糖茶

原料：黑木耳 5 克、紅糖 30 克、花生衣
　　　　20 克。
製法：❶ 將黑木耳、花生衣分別用冷水
　　　　泡發，清洗乾淨，入砂鍋；**❷** 加
　　　　適量水，先以大火煮沸，改以小
　　　　火煨燉 30 分鐘；**❸** 待黑木耳煨
　　　　燉至酥爛時，放入紅糖，再煮沸
　　　　至紅糖完全溶化即成。
飲法：早晚分服，當日吃完。
功效：養陰補血，補腎溫脾。
對症：適用於貧血、崩中漏下、痔瘡出
　　　　血、血痢、牙痛、失眠、慢性胃
　　　　炎、慢性支氣管炎、白血球減少
　　　　症、便祕等。

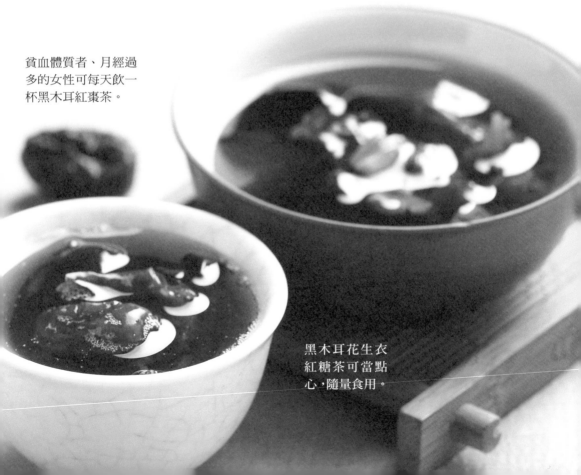

貧血體質者、月經過
多的女性可每天飲一
杯黑木耳紅棗茶。

黑木耳花生衣
紅糖茶可當點
心，隨量食用。

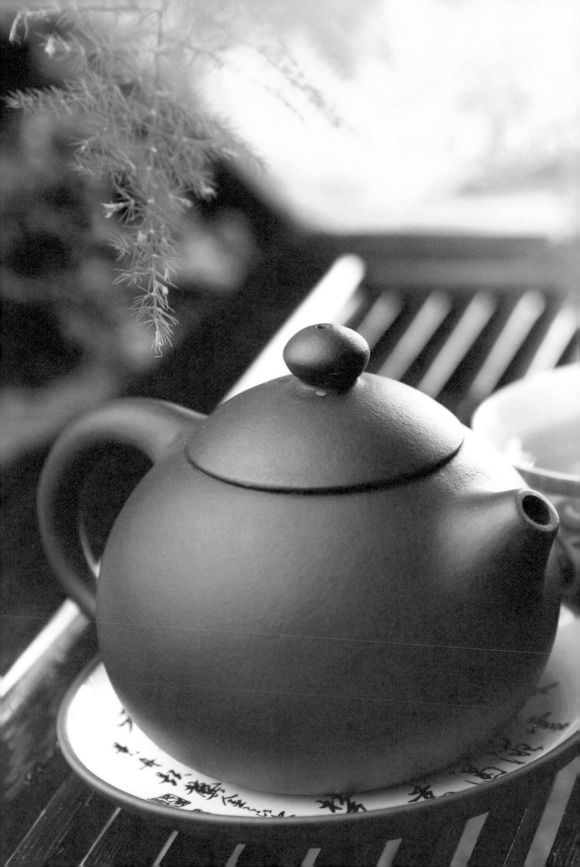

Part 9

四季節令喝對茶

春季清燥解毒

春季是感冒的高發季節,易飲清熱
解毒的茶飲去除體內寒氣。

蒲公英茶

原料:蒲公英 15 克、甘草 3 克。

製法:❶ 以上兩味洗淨,放入茶壺
中;❷ 用沸水沖泡即可。

飲法:代茶飲服。

功效:清熱解毒。

禁忌:陽虛外寒、脾胃虛弱者忌用。

蒲公英能促進產婦
的乳汁分泌。

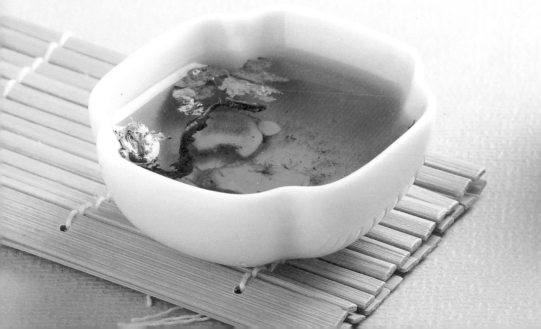

銀花連翹茶

原料：金銀花 10 克、連翹 10 克。

製法：❶ 以上兩味洗淨，放入茶壺中；❷ 用沸水沖泡即可。

飲法：代茶飲服。

功效：清熱解毒，宣散透邪，消癰散結。

禁忌：脾胃虛寒及氣虛瘡瘍膿清者忌服。

連翹不宜久服，易引起體寒。

板藍根茶

原料：板藍根 10 克、生甘草 3 克。

製法：❶ 以上兩味洗淨，放入茶壺中；❷ 用沸水沖泡即可。

飲法：代茶飲服。

功效：清熱解毒，涼血利咽。

禁忌：體虛而無實火熱毒者忌服。

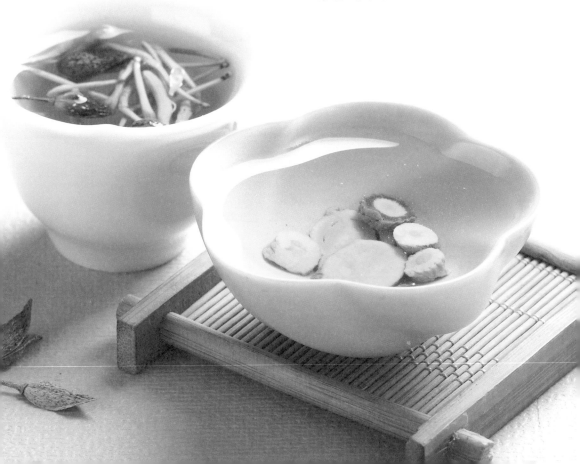

夏季解暑化濕

茶葉中含清涼、解熱、生津等作用的成分，還含有芳香物質、有機酸等，這些物質易揮發，在它們揮發過程中的吸熱作用，是重要的清涼劑。

孕婦和哺乳期婦女不宜飲用此茶。

薄荷葉茶

原料：乾薄荷葉 15 克。
製法：❶ 將乾薄荷葉放入茶壺中；
　　　　❷ 用沸水沖泡即可。
飲法：代茶飲服。
功效：清熱解暑。
禁忌：陰虛血燥，肝陽偏亢，表虛汗多者忌服。

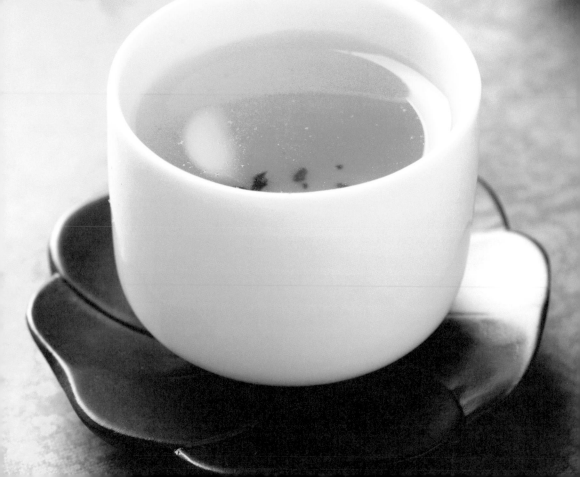

龍膽草茶

原料：龍膽草 12 克、生甘草 3 克。

製法：❶ 以上兩味洗淨，放入茶壺中；
❷ 用沸水沖泡或水煎取汁 200 毫升。

飲法：代茶飲服。

功效：清熱燥濕，瀉火定驚。

禁忌：脾胃虛寒者忌用。

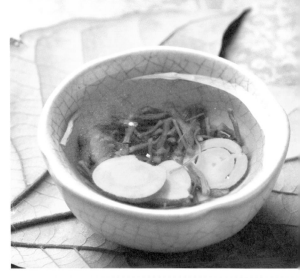

苦參茶

原料：苦參 10 克、生甘草 3 克。

製法：❶ 以上兩味洗淨，放入茶壺中；
❷ 用沸水沖泡或水煎取汁 200 毫升。

飲法：代茶飲服。

功效：清熱燥濕，殺蟲止癢。

禁忌：脾胃虛寒者忌服。

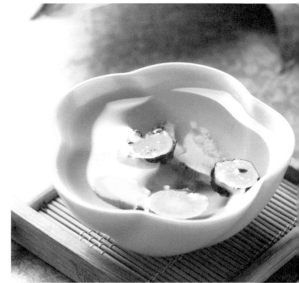

荷葉茶

原料：荷葉 15 克。

製法：❶ 將荷葉切碎，放入茶壺中；
❷ 用沸水沖泡即可。

飲法：代茶飲服。

功效：清熱解暑，健脾降脂。

禁忌：凡上焦邪盛，治宜清降者，切不可用。

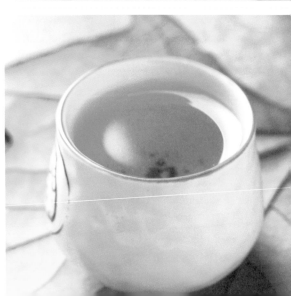

秋季潤燥養陰

秋天，金風蕭瑟，令人口乾舌燥，嘴唇乾裂，中醫稱之為「秋燥」，故而此時應以潤燥養陰的茶飲為主。

瓜皮花粉茶

原料：西瓜皮 15 克、冬瓜皮 15 克、天花粉 12 克。

製法：以上三味加水煎湯取汁即可。

飲法：代茶飲用。

功效：生津止渴，降火潤燥。

對症：適用於糖尿病。

禁忌：脾胃虛寒，大便不實，有寒痰、濕痰者不宜飲用。

冬瓜皮以片薄、條長、色灰綠、有粉霜者為佳。

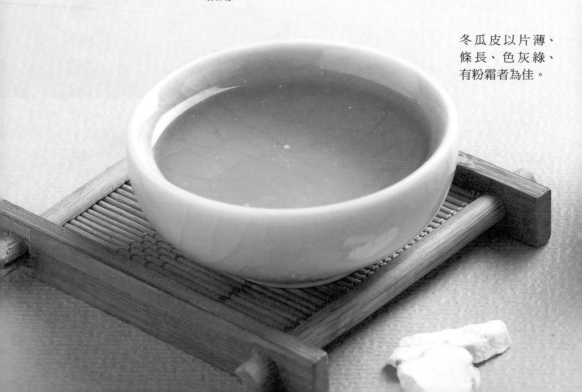

黃豆皮茶

原料：黃豆皮 120 克。
製法：❶ 將黃豆皮放入砂鍋
　　　　中；❷ 加水煎取汁液即
　　　　可。
飲法：代茶頻飲。
功效：健脾寬中，潤燥通便。
對症：適用於便祕等。

蜂蜜茶

原料：茶葉 3 克、蜂蜜 2 克。
製法：❶ 將茶葉放入茶壺中；
　　　　❷ 加沸水沖泡，稍燜待涼後
　　　　加入蜂蜜即成。
飲法：代茶溫飲，每日 1~2 次。
功效：補中潤燥，潤腸排毒。
對症：適用於便祕等。
禁忌：痰濕內蘊、脘腹脹滿及腸滑
　　　　泄瀉者忌服。

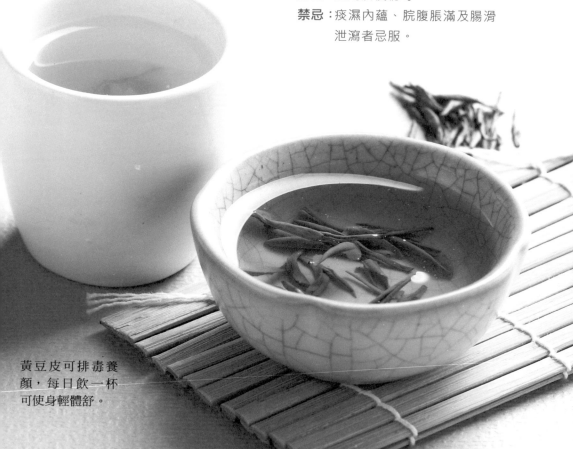

黃豆皮可排毒養
顏，每日飲一杯
可使身輕體舒。

冬季驅寒滋補

冬季人體生理功能減退，陽氣漸弱，中醫認為「時屆寒冬，萬物生機閉藏，人的機體生理活動處於抑制狀態。養生之道，貴乎禦寒保暖」。

黃耆紅棗煎

原料：黃耆 30 克、紅棗 30 克。

製法：❶ 將黃耆、紅棗洗淨，放入鍋中；
❷ 加水煎煮 30 分鐘，取汁。

飲法：代茶飲用。

功效：補氣扶正。

禁忌：凡實證及陰虛陽盛者忌服黃耆。

黃耆顯效緩慢，多服久服才能看到效果。

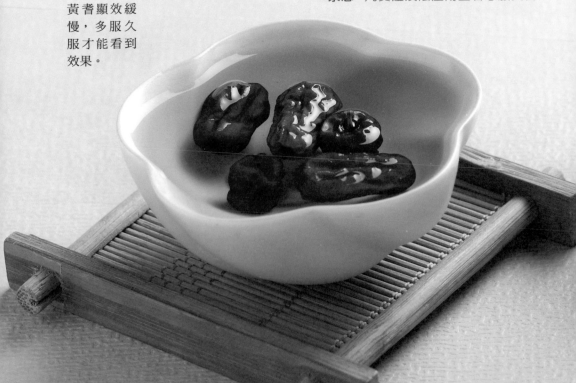

鎖陽紅糖茶

原料：鎖陽 15 克、紅糖適量。

製法：❶ 將鎖陽洗淨，放入鍋中水煎；❷ 去渣留汁，加入適量紅糖即可。

飲法：代茶飲用。

功效：補腎助陽，潤腸通便。

禁忌：泄瀉及陽易舉而精不固者忌服。

大麥茶

原料：焦大麥 10 克。

製法：❶ 將焦大麥放入茶杯中；❷ 用沸水沖泡，加蓋燜片刻即成。

飲法：代茶飲服。

功效：健胃消食。

大麥茶老少咸宜，可不拘時常飲。

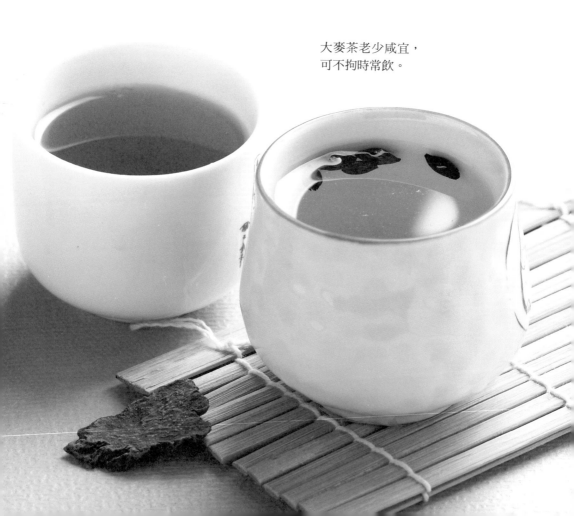

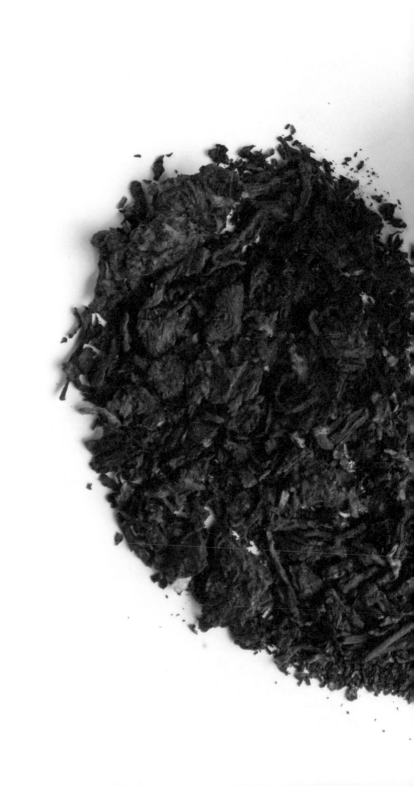

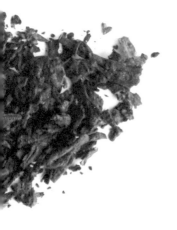

Part 10

日常飲茶之忌

忌長期過量飲茶

長期過量飲茶，不利於身體健康。飲茶過量的害處有三：①傷精血，冷脾胃，導致面黃肌瘦、食慾不振、嘔洩等；②渴症，多食茶湯，病不能癒；③空腹飲茶，直入腎經，對腎不利。

茶葉中含有一些微量的對人體有害的金屬元素，如鉛、鉻、鎳等。它們的污染源來自茶樹生長環境中的農藥等化學品、加工中使用的金屬設備等。其中鉛的毒性最大，它可在人體內積蓄，引起慢性中毒。但是，一般的茶葉所含的這些元素量都極其微少，對人體的不利影響也幾近於無。

某些陳茶、保管不善的茶葉中可能會含有黃麴黴素（aflatoxin），其中的一些毒菌被認為是極強的致癌物質。但是保管良好的茶葉中一般都沒有黃麴黴素。

另外，一些不良的飲茶習慣和飲茶方式也會帶來副作用。

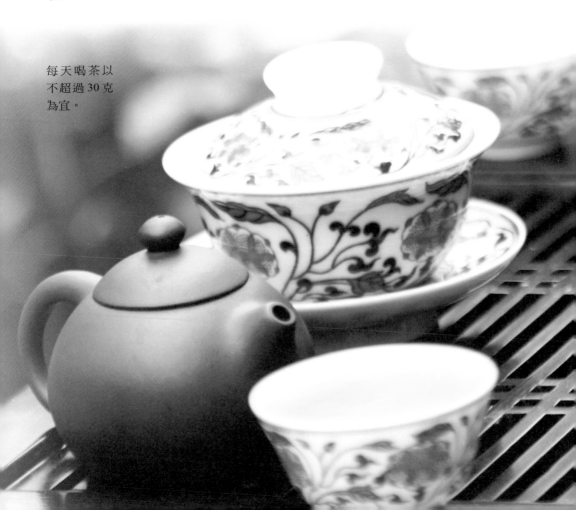

每天喝茶以不超過 30 克為宜。

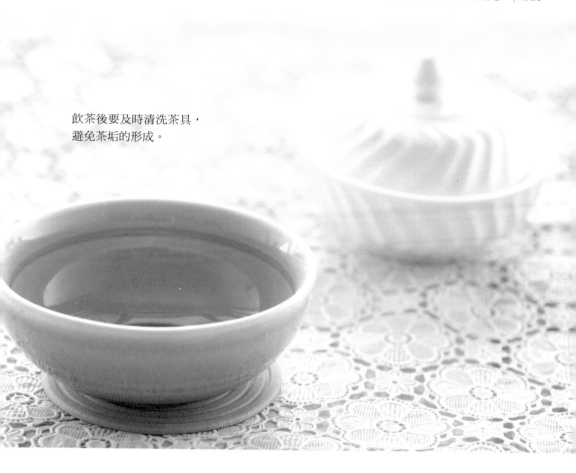

飲茶後要及時清洗茶具，
避免茶垢的形成。

飲茶忌茶垢

飲茶的好處眾所周知，但很多老年人的茶杯卻泛黃發黑，積下一層厚厚的茶垢，如不及時清洗，經常用這樣的茶杯飲茶，不僅起不到保健的作用，反而會引起人的早衰。

茶垢是由於茶葉中的茶多酚與茶銹中的金屬物質在空氣中發生氧化反應而產生的，其中鎘、鉛、鐵、砷、汞等多種金屬以及亞硝酸鹽等對身體有害的物質，會附著在光滑的茶杯表面。茶垢隨著飲茶進入身體，與食物中的蛋白質、脂肪和維生素等營養結合，生成難溶的沉澱，阻礙營養的吸收。同時，這些氧化物進入身體還會引起神經、消化系統病變和功能紊亂，甚至引起人體過早衰老。

茶垢沉積已久不好清洗，可以用加熱過的米醋或小蘇打浸泡一天，再用牙刷刷洗就可以輕鬆清洗乾淨。

鮮花茶忌盲目飲用

春暖花開，不少愛美女性用鮮花泡茶喝。每種鮮花都有自己的「個性」，應針對情況飲用。菊花有降壓、擴張冠狀動脈、抑菌等作用；金銀花主要用於治療腫毒、熱毒血痢等，夏天泡茶飲用可防治痢疾，但不適合長期飲用，虛寒體質、經期內也不宜喝；茉莉花可泡茶，但不要太多；黃杜鵑和夾竹桃等花含有毒物質，不宜泡水喝；玫瑰花氣味芳香，理氣活血，對面部黃褐斑有一定作用，適合中青年女性泡茶飲用。

自摘樹葉「炮製」銀杏茶是很危險的。銀杏葉是一種中藥，但銀杏葉中含有毒成分，未經處理就用其泡茶，可能引起陣發性痙攣、神經麻痺、過敏等副作用。

不少草藥有一定毒性，需要加工或配上其他藥性相剋相輔的草藥，才能避免毒性傷人。對於民間偏方應慎之又慎，一般人對草藥識別能力有限，自己最好別亂摘亂採，要到正規藥店購買成品中藥。

茶水中的茶葉鹼、咖啡因、可可鹼等濃度過大，對腸胃有刺激，會影響食慾，妨礙消化、吸收，因此患胃潰瘍的人更應少飲茶。另外，老年人、腎功能不良的病人不宜大量飲茶；身處懷孕期、哺乳期、經期的女性，以及潰瘍病患者、嚴重動脈硬化患者、高血壓患者、失眠者、發熱患者等，都要注意少飲茶或不飲茶。

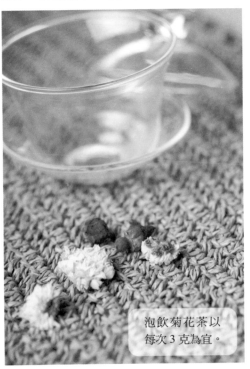

泡飲菊花茶以每次 3 克為宜。

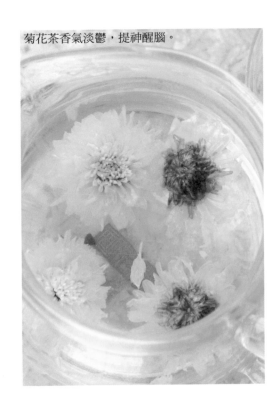

菊花茶香氣淡鬱，提神醒腦。

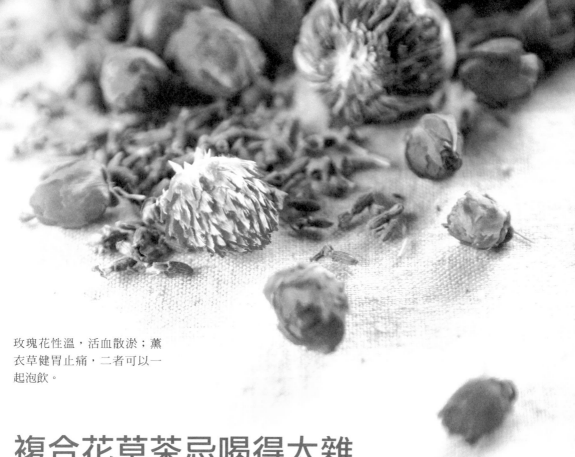

玫瑰花性溫，活血散淤；薰衣草健胃止痛，二者可以一起泡飲。

複合花草茶忌喝得太雜

　　花草茶逐漸成為許多時尚人士的最愛。用玫瑰花、桂花、菊花、薰衣草、金銀花等花草來泡茶，看著花朵在水中沉沉浮浮，別有一番情趣。也有一些人喜歡用幾種花草搭配成複合花草茶來喝，看起來色彩繽紛，還可以調配出自己喜歡的口味。

　　然而，需要注意的是，每一種花草都有它獨特的藥性和功效，應根據自己的身體狀況來選用，不能盲目趕時髦。特別是複合花草茶更應謹慎，要瞭解各個花草之間的藥性是否相剋，不能胡亂混著喝，否則不利於健康。

　　作為食用的花草大多是性溫、性寒和性平一類的，性溫的食用花草主要有梅花、茉莉花、玫瑰花、月季花、藏紅花等；性寒的食用花草主要有夏枯草、金銀花、菊花、槐花等；性平的花草主要有合歡花、玉米鬚、芙蓉花、薰衣草等。在搭配時，那些藥性溫和的花草最好不要和性寒的花草配伍飲用。另外，還要分清自己的體質情況，如熱性體質的人，宜選用性寒的花草，而虛寒體質的人則適用性溫的花草，對於那些性平的花草則大多可選用。

　　複合花草的配伍也不要太雜，盡量不要超過 3~4 種，最好能在中醫師的指導下選用。特別是那些身有疾患的人更應該慎重，千萬不要把花草茶當成藥品，甚至取代治療藥品。長期飲用複合花草茶的人，在飲用的時間上也要聽從中醫醫師的意見，有時飲用過量也會造成身體不適。

起床後喝杯溫水或者牛奶，利
於身體健康。藥茶可在早飯後
1~2 小時飲用。

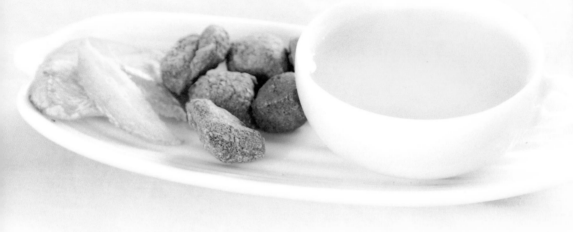

早晨不宜空腹飲茶

很多老年人喜歡早起空腹喝一杯濃茶，用來提神通便。但這樣不僅起不到提神通便的作用，而且不利於身體健康。

清晨胃內殘留物基本排空，空腹飲濃茶，不僅會引起腸胃不適，食慾減退，還可能造成胃黏膜的損壞，引起慢性胃炎，甚至可能損害神經系統的正常功能。

有些老年人睡眠時間短，早晨四、五點鐘就起來鍛煉。這時，很多老年人雖然已經睡醒，但感覺並不是很精神，所以就想用喝濃茶來提神。實際上，起床後感覺疲勞、精神不振，是因為四、五點鐘時，老年人的內分泌並沒有達到理想的水準，缺乏腎上腺皮脂激素的分泌，而喝濃茶並不能發揮提神的作用。到了六點以後，內分泌水準在早晨基本達到正常，自然就不會有疲勞感了，所以不必依靠喝濃茶來提神。

對於一些有便祕的老年人，尤其不宜在早晨起來就空腹飲茶，特別是濃茶，這樣會加重腸胃負擔，加重便祕，最好是起床後喝溫水、牛奶或豆漿等。而有腹瀉情況的老年人，則可以在早飯後適當喝點茶。

另外，大部分茶葉含有氟，空腹飲茶易致氟攝入量過多。如果氟在人體內蓄積過多，可能會引起腸道疾病、減弱肌肉彈性、損傷腎功能、損壞牙齒，甚至對骨質產生毒害作用。據測定，磚茶每克浸出 0.25 毫克氟，嫩茶葉每克僅浸出 0.06 毫克氟。一般情況下，每天用 3~10 克茶葉，不會使人體增加過量的氟。但清晨空腹飲茶，尤其是飲用濃茶，長此以往，就有可能會引起慢性氟中毒，引發上述症狀。

下午茶忌過量

下午茶是一種飲食習慣和飲食文化。西方人注重下午茶，因為下午茶能振奮精神、提高注意力、消除疲勞、提高工作和辦事效率。

下午茶有茶、咖啡、牛奶、甜點、水果、粥、果汁類等食物。茶葉和咖啡中的生物鹼，其中包括咖啡因、茶鹼、可可鹼、嘌呤鹼等，能夠興奮中樞神經，消除疲勞、興奮呼吸中樞、利尿、調節體溫、降低血脂。茶葉中含有茶多鹼，具有抗輻射的作用，治療偏頭痛。茶氨酸，增強人體免疫力，強心、利尿，與重金屬鹽結合，具有解毒功能。茶葉的芳香物質，醛類、醇類、酚類，具有抑制細菌生長的作用。

下午茶的時間一般在 3~4 點，不宜攝入過量，因為過飽會使人感到困倦。

下午茶是否會引起肥胖呢？這是非常關鍵的問題。如果把下午茶當成正餐食用，再加上正常的晚餐，同時活動量減少，當消化和吸收功能正常時，可能會導致肥胖。這就需要把握好下午茶的量和晚餐的量，也就是說把晚餐的一半分給下午茶，加上晚餐後的適當活動，人是不會肥胖的，而且有益於消化道的消化和吸收，減輕消化道的負擔。

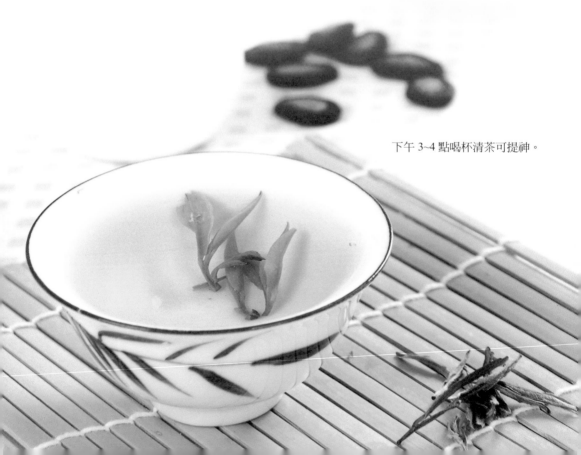

下午 3~4 點喝杯清茶可提神。

忌睡前飲茶

咖啡因和茶多酚是茶中能夠導致神經中樞產生興奮作用的物質，睡前飲茶不僅容易使人失眠，過多飲用還會導致消化不良等後果，尤其是新採的綠茶，飲用後神經極易興奮，造成失眠。因此，睡前 2 小時內最好不要飲茶。

綠茶茶多酚含量較高，並保持了其原始的性質，刺激性比較強；而紅茶的茶多酚含量少，並經過「熟化」過程，刺激性弱，較為平緩溫和，適合晚間飲用。尤其對脾胃虛弱的人來說，喝紅茶時加點奶，可以發揮一定的溫胃作用。另外，當茶葉泡開 2 分鐘左右時，就有 70 ％ ~80 ％ 的咖啡因溶解到水中，這時的茶具有明顯的提神功效，使人興奮。而再往後，茶葉中的茶多酚才逐漸溶解到水中，抵消了咖啡因的作用，就不容易再使人產生明顯的生理興奮。所以，晚上飲茶時，只要把沖泡約 2 分鐘的首泡茶水倒掉，再續上開水重新沖泡，提神的效果就不會那麼明顯了。平時情緒容易激動或比較敏感、睡眠狀況欠佳和身體較弱的人，晚上還是以少飲或不飲茶為宜。另外，晚上飲茶時要少放茶葉，不要將茶泡得過濃。飲茶的時間最好在晚飯之後，因為空腹飲茶會傷身體，尤其對於不常飲茶的人來說，會抑制胃液分泌，妨礙消化，嚴重的還會引起心悸、頭痛等「茶醉」現象。

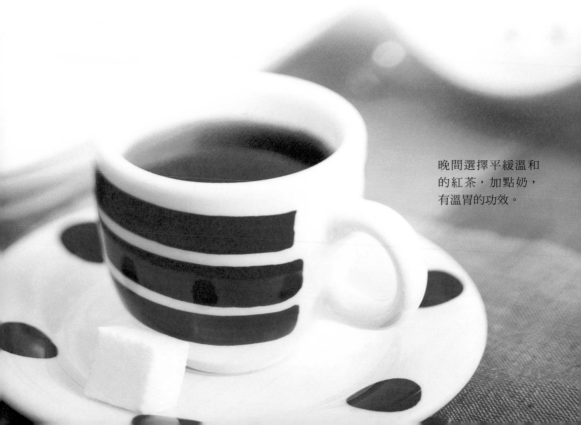

晚間選擇平緩溫和的紅茶，加點奶，有溫胃的功效。

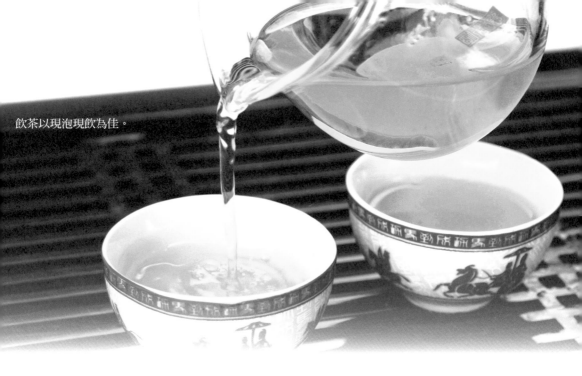

飲茶以現泡現飲為佳。

隔夜茶不飲為好

　　飲茶以現泡現飲為好，茶水放久了，不僅會失去維生素等營養成分，而且易發餿變質，飲後易生病。

　　過去曾流傳喝了隔夜茶會得癌症，這是缺乏科學根據的。首先隔夜茶的概念和放置時間較長的茶水很難區別。早晨泡的茶下午喝是很常見的情況，有誰會因此而得了癌症呢？夜間工作時泡的茶，早上起床後喝，茶湯中發生的變化不會比白天更大。如果說會發生什麼變化的話，也不過是夜裡氣溫低，變化小；白天氣溫高，變化可能會大些。茶水放置時間長了，會發生一些變化。研究表明，主要的變化是茶多酚的進一步氧化，顏色加深。一杯清澈碧綠的茶湯，尤其是在氣溫較高的情況下時間放長了，會失去綠色，增加黃的程度。據研究，這種深色的酚類氧化物無毒且不會致癌。有人推測，茶水放置過夜後，會產生亞硝胺，亞硝胺是致癌物質。

　　首先，茶葉中即使有亞硝胺，也是微不足道的，與我們經常食用的主食麵包、魚製品、肉製品、醃菜和醃臘製品等相比，簡直是小巫見大巫。誰也沒有說吃了肉製品會得癌症。每千克肉製品中的亞硝胺含量有 4~50 微克，那不是很可怕嗎？其實不然，人體也有分解亞硝胺的功能。再說，亞硝胺要達到每千克體重吸收 100~200 微克才有可能致癌。一般正常的進食量，不可能達到這樣大的劑量。飲茶的數量與下肚的飯菜數量相比，也是微不足道的，因此，擔心飲茶會帶來亞硝胺的危害，是毫無道理的。另外，據研究，茶葉中含有豐富的茶多酚和維生素 C，它們都是亞硝胺的天然抑制劑，因此飲茶還能消除其他含有亞硝胺食物帶來的危害。比如說，你吃了熏魚、醃臘製品、醃菜等，不妨餐後喝上一杯茶，這對你的身體健康將是有利的。

慎用茶水服藥

藥物的種類繁多，性質各異，能否用茶水服藥，不能一概而論。茶葉中的單寧酸、茶鹼，可以和某些藥物發生化學反應，因而，在服用催眠、鎮靜等藥物和服用含鐵補血藥、酶製劑藥，含蛋白質等藥物時，因茶多酚易與鐵劑發生作用而產生沉澱，不宜用茶水送藥，以防影響藥效。有些中草藥如麻黃、鉤藤、黃連等也不宜與茶水混飲，一般認為，服藥 2 小時內不宜飲茶。而服用某些維生素類的藥物時，茶水對藥效毫無影響，因為茶葉中的茶多酚可以促進維生素 C 在人體內的積累和吸收，同時，茶葉本身含有多種維生素，茶葉本身也有興奮、利尿、降血脂、降血糖等功效，對人體增進藥效、恢復健康也是有利的。另外，在民間常認為服用參茸之類的補藥時，也不宜飲茶，也有一定的道理。

菊花茶不宜加糖

秋天空氣乾燥，不少人喜歡喝菊花茶並加上冰糖。但是，不是所有人都適合這種喝法的。過敏體質的人想喝菊花茶，應先放一兩朵試試，如果沒問題可以再多喝，但也不應過量飲用。此外，由於菊花性涼，體虛、脾虛、胃寒者以及容易腹瀉者不要喝。一般情況下，菊花茶最適合頭昏腦漲、目赤腫痛、嗓子疼、肝火旺以及血壓高人群飲用。

喝菊花茶時，人們往往還喜歡加上幾粒冰糖以增加口感。菊花茶加冰糖是可以的，但是對於患有糖尿病或血糖偏高的人最好別加糖。此外，還有一些脾虛、胃虛的人也不宜加糖，因為過甜的茶會導致這類人口黏或口發酸、唾液多，感到不適。所以，不知道自己體質的人喝菊花茶還是別加冰糖為好。

菊花的種類很多，不懂門道的人會選擇花朵白皙且大朵的菊花。其實又小又醜且顏色泛黃的菊花反而是上選。那麼，沖泡菊花茶有無講究呢？一般說來，直接以熱水沖泡即可。沖泡時加少許蜂蜜，口感會更好。不過味苦的野菊花最好不要飲用。

忌飯後馬上飲茶

茶葉中含有多種維生素和氨基酸，具有提神醒腦、消除疲勞、解油除膩、消食利尿等作用。適當飲茶對身體確實有好處，然而，茶卻不是張口就喝這麼簡單，如果飲茶不當，可能傷身。

很多人習慣飯後馬上就拿起茶杯，認為是一種生活享受。其實，飯後馬上飲茶對身體健康是不利的。飯後馬上飲茶，大量的水進入胃中，會沖淡胃所分泌的消化液，從而影響胃對食物的消化。

另外，茶葉中含有大量的單寧酸，飯後馬上飲茶，就會使胃中還沒有來得及消化的蛋白質與單寧酸結合成一種不易消化的凝固物質，而影響腸道對蛋白質的消化與吸收。

茶葉中還含有較多的單寧酸，飯後馬上飲茶，單寧酸會與蛋白質結合生成單寧酸蛋白，影響人體對食物中微量元素的吸收與利用。更重要的是，由於茶葉妨礙了機體對鐵元素的吸收，長此以往，不但影響人的消化功能，還會為日後埋下缺鐵性貧血的隱患。

研究發現，人在進食後 1 小時左右，食物中的大部分微量元素就已經被人體逐漸吸收，此時再飲茶，則沒有了干擾消化吸收的弊病。

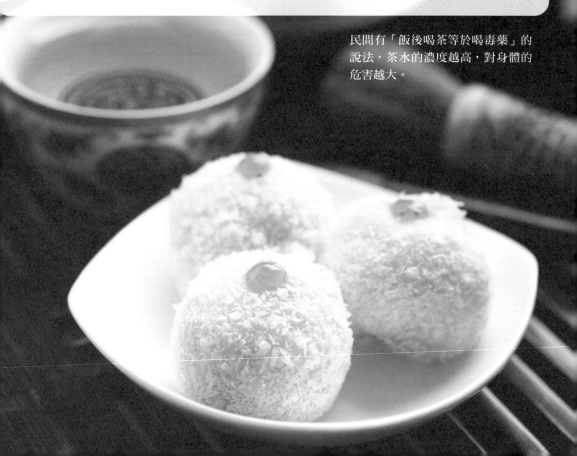

民間有「飯後喝茶等於喝毒藥」的說法，茶水的濃度越高，對身體的危害越大。

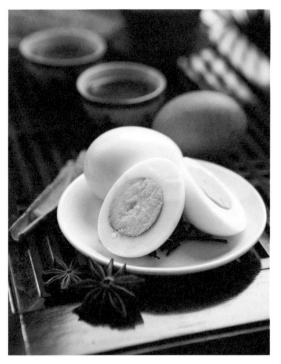

吃完雞蛋後
忌立即飲茶

　　有些人吃完肉類、雞蛋、海味等高蛋白質食物後，習慣於立即飲茶，以助「去味、消化」。其實，這種做法是不科學的。因為茶葉中含有大量單寧酸，單寧酸與蛋白質結合生成具有收斂性的單寧酸蛋白，使腸胃蠕動減慢，從而延長糞便在腸道內滯留的時間，不但易造成便祕，而且還增加有毒物質和致癌物質被人體吸收的可能性，危害人體健康。

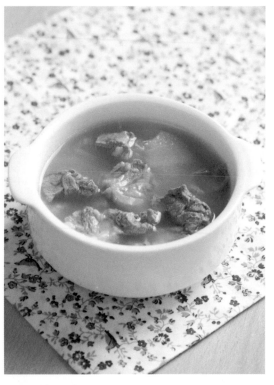

吃涮羊肉忌飲茶

　　羊肉性熱味甘，具有益氣補虛、溫中暖下的作用，被視為「補陽」的佳品。但中醫認為，吃羊肉時，忌與茶同食：茶水是羊肉的「剋星」。這是因為羊肉中蛋白質含量豐富，而茶葉中含有較多的單寧酸，吃羊肉時飲茶，會產生單寧酸蛋白，使腸的蠕動減弱，大便水分減少，進而誘發便祕。

吃完羊肉後也不宜馬上喝茶，
應等 2~3 小時再飲茶。

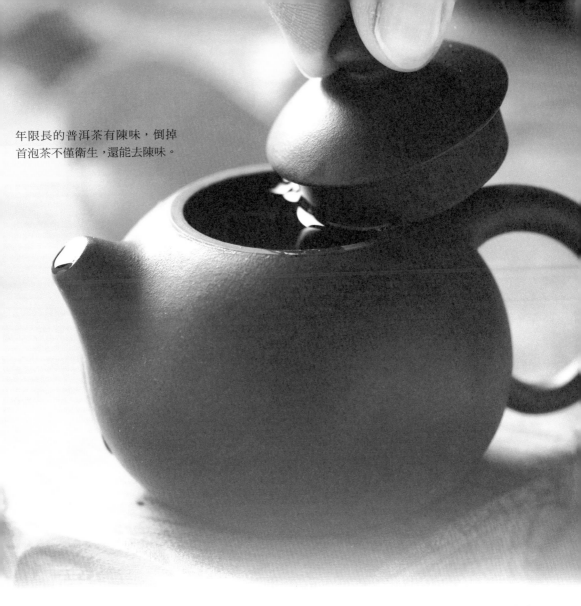

年限長的普洱茶有陳味，倒掉
首泡茶不僅衛生，還能去陳味。

忌飲首泡茶

　　因為現代茶葉在種植、
加工、包裝的過程中難免會
受到農藥、化肥、塵土等物
質的污染。首泡茶其實是洗
茶的水，應盡快倒出後再沖
入開水，這樣泡出的茶水才
是最衛生的茶。

忌飲劣質茶或變質茶

　　茶不易妥善保管，易吸濕而黴變，而有些人
出於愛茶節約，捨不得丟棄已黴變的茶。變質的
茶中含有大量對人體有害的物質和病菌，是絕對
不能飲用的。優質茶泡好後若放置太久，茶湯也
會因氧化和微生物繁殖而變質，這樣的茶亦不可
再飲用。

老年人不宜飲生茶

　　所謂生茶是指殺青後不經揉撚而直接烘乾的烘青綠茶。這種茶的外形自然綠翠，內含成分與鮮葉所含的化合物基本相同，低沸點的醛醇化合物轉化與揮發不多，香味帶嚴重的生青氣。這種綠茶，對胃黏膜的刺激性很強，老年人飲後易產生胃痛；青年人飲後也會覺得胃部不適，即通常所說的「刮胃」。誤購買了這種生茶，最好不要直接泡飲，可放在無油膩的鐵鍋中，用文火慢慢地炒，烤去生青氣，待產生輕度栗香後即可飲用。

兒童不宜喝濃茶

　　因為茶葉濃度大時，茶多酚的含量太多，易與食物中的鐵發生作用，不利於鐵的吸收，易引起兒童的缺鐵性貧血。兒童可以適量喝一些淡茶（為成人所喝茶濃度的 1／3）。對於學齡前兒童可以喝一些粗茶，因粗茶中茶多酚含量較低。

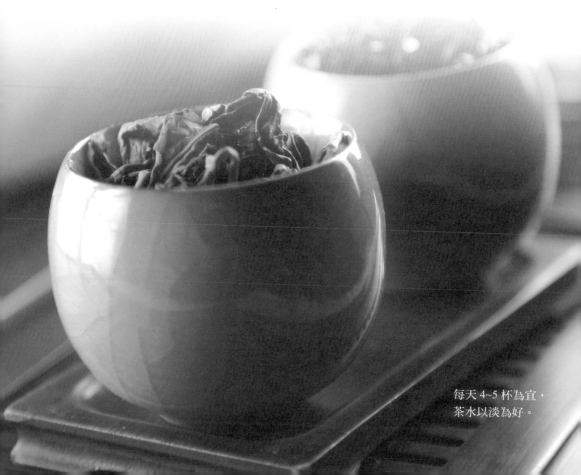

每天 4~5 杯為宜，
茶水以淡為好。

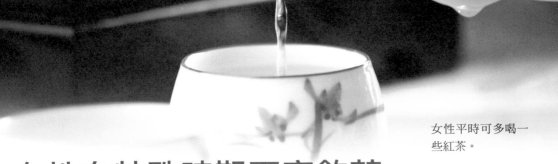

女性平時可多喝一些紅茶。

女性在特殊時期不宜飲茶

　　現代人都知道，飲茶對健康的好處有很多，但是對女性說來，「特殊時期」的隨意飲茶或許會帶來麻煩。

　　（1）經期：經血中含有比較高的血色素和血漿蛋白，所以女性在經期或是經期過後應該多吃含鐵比較豐富的食品。而茶葉中含有30%以上的單寧酸，它妨礙腸黏膜對於鐵分子的吸收和利用，在腸道中較易與食物中的鐵分子結合，產生沉澱，使食物不能發揮補血的作用。

　　（2）妊娠期：茶葉中含有較豐富的咖啡因，飲茶將加劇孕婦的心跳速度，增加孕婦的心、腎負擔，從而使妊娠中毒的危險性增加，更不利於胎兒的健康發育。

　　（3）臨產期：這期間飲茶，會因咖啡因的作用而引起心悸、失眠，導致體質下降，還可能導致分娩時產婦精神疲憊，造成難產。

　　（4）哺乳期：茶中的單寧酸被胃黏膜吸收，進入血液循環後，會產生收斂的作用，從而抑制乳腺的分泌，造成乳汁分泌障礙。此外，由於咖啡因的興奮作用，母親不能得到充分的睡眠，而乳汁中的咖啡因進入嬰兒體內，會使嬰兒腸痙攣的危險性增加，出現無故啼哭。

　　（5）更年期：45歲以後，女性開始進入更年期。在此期間，除感情容易衝動以外，有時還會出現乏力、頭暈、失眠、心悸、經痛、月經失調等現象，還有可能誘發其他疾病，飲用濃茶則可能會使這些現象加劇。

　　既然女性在特殊時期不宜飲茶，不妨改用濃茶水漱口，會有意想不到的效果：

　　①經期用茶水漱口，你會感到口腔內清爽舒適、口臭消失，使不方便的日子擁有一個好心情。

　　②懷孕期孕婦容易缺鈣，此時用茶水漱口可以有效地預防齲齒，還可以使原有病變的牙齒停止發展。

　　③臨產期用茶水漱口，可以增加食慾，白天精力旺盛，夜晚提高睡眠質量，對於精神狀況會有不同程度的改善。

　　④在哺乳期使用茶水漱口，可以預防牙齦出血，同時殺滅口腔中的細菌，保持口腔清潔，提高乳汁的質量。

　　⑤更年期會有不同程度的牙齒鬆動，在牙周產生許多厭氧菌，目前沒有特效藥殺滅這種病菌，可是用茶水漱口則可以防治牙周炎。

酒醉慎飲茶

茶葉有興奮神經中樞的作用，酒醉後喝濃茶會加重心臟負擔。飲茶還會加速利尿作用，使酒精中有毒的醛尚未分解就從腎臟排出，對腎臟有較大的刺激性而危害健康。因此，對心腎生病或功能較差的人說來，不要飲茶，尤其不能飲大量的濃茶；對身體健康的人說來，可以飲少量的濃茶，待清醒後，可採用進食大量水果或小口飲醋等方法，以加快人體的新陳代謝速度，使酒醉緩解。

便祕時忌喝濃茶

喝濃茶不但不能緩解便祕，反而會加重便祕。因為茶葉中的兒茶多酚類物質對腸胃黏膜具有一定的收斂作用，影響對食物的消化吸收功能，使大便乾結，引起便祕或加重便祕的程度，因此，便祕者應少飲茶，特別是濃茶。如果喝較為流行的消脂茶，也要把茶沖泡得淡一些，這樣水分的比例遠遠大於茶水，才能從一定程度上抵消茶葉對腸道的收斂作用，可能有些稍微通便的功效，但顯然不如白開水的作用大，同時也不能忽視打球、跑步、跳繩、仰臥起坐等有助於保持大便通暢的運動。

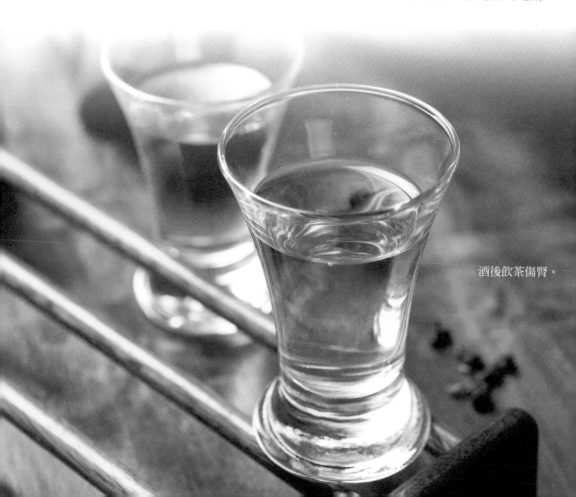

酒後飲茶傷腎。

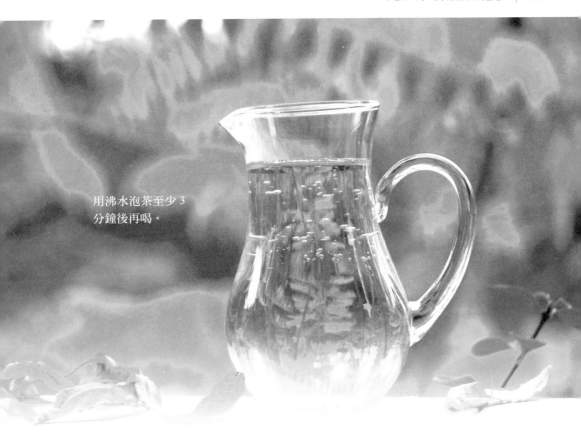

用沸水泡茶至少 3
分鐘後再喝。

飲茶忌「燙」出食道癌

有些人愛喝功夫茶，但近年來由此引發的食道癌越來越多。醫學專家說，因為功夫茶講究溫度高、茶湯濃，長期飲用容易損傷食道黏膜，引發食道癌。

人的食道黏膜只能耐受 50~60℃的溫度，超過這個溫度，食道的黏膜會被燙傷。如果經常啜飲過燙的功夫茶，黏膜損傷尚未修復完全又受到燙傷，可形成淺表潰瘍。反復的燙傷修復，修復燙傷，可能導致癌症。此外，有的人長期飲用太濃的功夫茶也是不可取的。過多地攝入濃茶刺激胃，會引起胃炎、潰瘍等。對於老年人來說，過多攝入茶鹼會加速動脈硬化，容易引起心絞痛。

有些茶葉農藥、殺蟲劑超標，消費者要多留意。

另外，每天吃點蒜可防癌。有些人習慣食用熟的蒜，但是蒜最好是生吃，因為生蒜能刺激腸胃產生酶，從而消除身體裡的致癌物，而熟蒜中的一些營養元素會被高溫破壞。每天堅持吃一定數量的生蒜能把患癌症的風險降到最低程度。

美麗茶療方速查

對症茶療方速查

茶療方常用食材速查

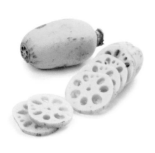
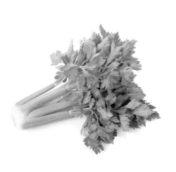
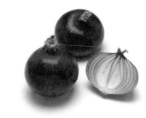
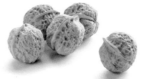

茶療方常用藥材速查

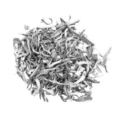
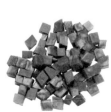
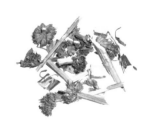
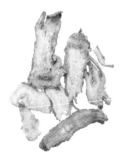

中藥鋪與廚房裡的四季本草藥茶

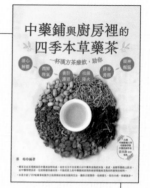

作　者	蔡　鳴
發行人	林敬彬
主　編	楊安瑜
編　輯	王艾維、李睿薇
內頁編排	王艾維
封面設計	走路花工作室
編輯協力	陳于雯、高家宏
出　版	大都會文化事業有限公司
發　行	大都會文化事業有限公司
	11051 台北市信義區基隆路一段 432 號 4 樓之 9
	讀者服務專線：（02）27235216
	讀者服務傳真：（02）27235220
	電子郵件信箱：metro@ms21.hinet.net
	網　　　　址：www.metrobook.com.tw
郵政劃撥	14050529　大都會文化事業有限公司
出版日期	2022 年 11 月初版一刷
定　價	400 元
ＩＳＢＮ	978-626-96370-4-1
書　號	Health+191

ⓒ 2013 蔡鳴 編著

◎本書為《對症養生祛病茶療方》二版。

◎本書由江蘇科學技術出版社／鳳凰漢竹 授權繁體字版之出版發行。

◎本書如有缺頁、破損、裝訂錯誤，請寄回本公司更換。

國家圖書館出版品預行編目 (CIP) 資料

中藥鋪與廚房裡的四季本草藥茶 / 蔡鳴 編著 .
-- 初版 . -- 臺北市：大都會文化 , 2022.11
240 面；17×23 公分

ISBN 978-626-96370-4-1（平裝）
1. 食療　2. 茶食譜

414.14 111015219

中藥鋪與廚房裡的
四季本草藥茶

蔡　鳴◎編著

清心
解鬱

潤肺
理氣

養肝
護胃

祛濕
降火

排毒
養顏

提神
醒腦

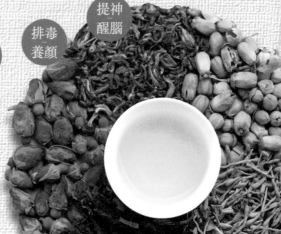

選對茶，養出好身體！

北 區 郵 政 管 理 局
登記證北台字第9125號
免　貼　郵　票

大 都 會 文 化 事 業 有 限 公 司
讀　者　服　務　部　　　收

11051台北市基隆路一段432號4樓之9

寄回這張服務卡〔免貼郵票〕
您可以：
◎不定期收到最新出版訊息
◎參加各項回饋優惠活動

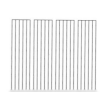